Siegfried Reinecke

Akupunktur-Schnellkurs für Einsteiger

Grundlagen der Therapie

103 Abbildungen

Sonntag

Die Deutsche Bibliothek – CIP-Einheitsaufnahme

Reinecke, Siegfried:
Akupunktur-Schnellkurs für Einsteiger : Grundlagen der Therapie / Siegfried Reinecke. – Stuttgart : Sonntag, 1999
ISBN 3-87758-192-7

Anschrift des Verfassers:

Dr. med.
Siegfried Reinecke
St. Marien-Hospital Hamm
Nassauer Str. 19
59065 Hamm

Wichtiger Hinweis
Medizin als Wissenschaft ist ständig im Fluß. Forschung und klinische Erfahrung erweitern unsere Erkenntnisse, insbesondere was Behandlung und medikamentöse Therapie anbelangt.

Produkthaftungsausschluß.
Alle in diesem Buch enthaltenen Angaben, Ergebnisse usw. wurden vom Autor nach bestem Wissen erstellt und von ihm und dem Verlag mit größtmöglicher Sorgfalt überprüft. Gleichwohl sind inhaltliche Fehler nicht vollständig auszuschließen. Daher erfolgen die Angaben usw. ohne jegliche Verpflichtung oder Garantie des Verlages oder des Autors. Sie übernehmen deshalb keinerlei Verantwortung für etwaige inhaltliche Unrichtigkeiten.

Autor und Verlag gehen davon aus, daß dem Leser die ärztlichen Regeln und Sicherheitsmaßnahmen zur Punktion (z.B. im Rahmen von Blutentnahmen oder örtlichen Betäubungen) und die notwendigen Hygienestandards geläufig sind und diese sachgerecht angewendet werden.

Geschützte Warennamen (Warenzeichen) werden nicht besonders kenntlich gemacht. Aus dem Fehlen eines solchen Hinweises kann also nicht geschlossen werden, daß es sich um einen freien Warennamen handelt.

ISBN 3-87758-192-7

© Johannes Sonntag Verlagsbuchhandlung, Stuttgart 1999
Jeder Nachdruck, jede Wiedergabe, Vervielfältigung und Verbreitung, auch von Teilen des Werkes oder von Abbildungen, jede Abschrift, auch auf fotomechanischem Wege oder im Magnettonverfahren, in Vortrag, Funk, Fernsehsendungen, Telefonübertragung sowie Speicherung in Datenverarbeitungsanlagen, bedarf der ausdrücklichen Genehmigung des Verlages.
Printed in Germany 1999
Satz: Satz & mehr, R. Günl, Besigheim
Druck: Gulde-Druck, Tübingen
Grundschrift: 9/10,5 Gulliver (System QuarkXpress 3.32)

Zielsetzung:

Dieses Buch ist entstanden, um dem Anfänger beim zeitsparenden und effizienten Einstieg in die Thematik der Akupunktur-Therapie zu helfen. Am Ende der Lektüre ist der interessierte Arzt in der Lage, einfache Krankheitsprobleme erfolgversprechend zu behandeln. Die hierdurch gewonnenen Erfahrungen ermöglichen es ihm zu entscheiden, ob er anhand großer Standardwerke und über Kurse der Fachgesellschaften weiter in die Materie eindringen möchte.

Hamm, im Frühjahr 1999 Dr. med. Siegfried Reinecke

Einige Anmerkungen für die geschätzten Kritiker:

Die Ankündigung, diese Einführung von Ballast frei zu halten, ist an einigen Stellen eingeschränkt worden. Kollegen, die die Druckvorlage benutzten, wünschten die Aufnahme wichtiger Punktkategorien. Unter gleichen Aspekten wurde der Punkt Dickdarm 20 als Meisterpunkt der Nase erwähnt, der im Ausbildungsgang einer deutschen Akupunkturorganisation ein wichtiger Punkt ist. Außerdem kam ich dem Anliegen nach, von jedem Meridian mindestens einen Punkt im Praxistext aufzunehmen, obwohl dies für die Grundintention des Buches nicht erforderlich gewesen wäre. Für eine Reihe von Akupunkturpunkten werden nicht nur die eigentlichen Schmerztherapieindikationen benannt, sondern auch ergänzend ein, zwei oder drei wichtige Indikationen, die das Spektrum der Akupunktur andeuten sollen.
Insgesamt sind dies Konzessionen an die Bedürfnisse des Anfängers/ Einsteigers, der vielleicht zusätzlich zum Studium dieses Buches den ersten Anfängerkursus besucht.

Informationen zum Kursaufbau

1. Aufbau der Unterrichtseinheiten:

Jede der 15 Lektionen gliedert sich wie folgt:

A Lehrtext ...	hat das Ziel, unbedingt notwendige theoretische Kenntnisse zu vermitteln.
B Praxistext ...	hat das Ziel, praktisch verwertbares Wissen zu vermitteln, welches im Rahmen der Akupunkturbehandlung benötigt wird.
C Aktives Üben ...	hat das Ziel, konkrete Handlungen auszuführen, um in Kürze selbst mittels Akupunktur zu behandeln.
D Wiederholung ...	hat das Ziel, durch Schwerpunktwiederholung der relevanten Wissensinhalte den Lernerfolg zu optimieren.

▶ Der Zeitbedarf für eine Lektion liegt bei ca. 15 Minuten.

Inhaltsübersicht

1. Lektion

2. Lektion

3. Lektion

Inhaltsübersicht

4. Lektion

5. Lektion

6. Lektion

Inhaltsübersicht

10. Lektion

Inhaltsübersicht

11. Lektion

12. Lektion

13. Lektion

14. Lektion

15. Lektion

1. Lektion

▶ In **A1: Lehrtext** werden wichtige Grundbegriffe der Akupunktur besprochen.

A 1: Lehrtext

A 1.1 Welche Krankheitsbilder werden Sie am Ende dieses Kurses erfolgversprechend behandeln können?

▷ Für den Anfänger empfiehlt es sich, Schmerzsyndrome des Bewegungsapparates zu behandeln. Diese Krankheitsbilder lassen sich durch die Beschwerden des Patienten und durch die klinische Untersuchung klar definieren. Ein Behandlungserfolg ist durch Beschwerdelinderung und/oder Beweglichkeitsverbesserung einfach festzustellen.
Als zweiter praktisch relevanter Indikationsbereich werden in der Lektion 12 Möglichkeiten der *Kopfschmerztherapie* mittels Akupunktur besprochen.

A 1.2 Welche Erfolge sind zu erwarten?

Bei Beschwerden des *Bewegungsapparates* sind erhebliche Beschwerdelinderung bis Beschwerdefreiheit innerhalb von 5 bis 10 Behandlungen zu erwarten. Ähnliches gilt für *chronische Kopfschmerzsyndrome.*

A 1.3 Was will dieses Buch erreichen?

Dieser Schnellkurs oder Basiskurs hat das Ziel, am Ende den Arzt zum Praktizieren einfacher, gleichwohl wirksamer Akupunkturkonzepte zu befähigen.
Herkömmliche Grundlagenbücher schrecken durch theoretische Erklärungsversuche der Akupunkturwirkung ab. Klassische chinesische Akupunkturlehre verwirrt durch eine komplexe Begriffswelt. Dieser Kurs ist von Ballast befreit. Nur wer rasch den praktischen, selbst erlebten Bezug zur Akupunktur bekommt, wird hinreichend motiviert, sich mit der chinesischen Klassik oder der umfangreichen wissenschaftlichen Theorie zur Akupunkturwirkung zu befassen.
Andere Einführungen stellen 100 und mehr Akupunkturpunkte vor. Dieser Kurs legt Wert darauf, daß Sie drei Dutzend Akupunkturpunkte in Lokalisation und Indikation überblicken.

A 1.4 Was ist Akupunktur?

Akupunktur ist ein mindestens 5000 Jahre altes, bewährtes Naturheilverfahren. Durch Einstechen einer dünnen Nadel wird ein anatomisch definierter Haut-/ Unterhautpunkt behandelt. Die Reaktion des Körpers auf diesen Reiz der Nadel am Akupunkturpunkt stellt die Akupunkturwirkung dar.
Neuere Untersuchungen sprechen dafür, daß sogar »Ötzi«, die 1991 gefundene Tiroler Gletschermumie, bereits Kontakt mit Akupunkturtherapie hatte.

A 1.5 Was ist ein Akupunkturpunkt?

Der Akupunkturpunkt ist ein anatomisch definierbarer Punkt an der Körperoberfläche mit seinem darunterliegenden Gewebe (Bindegewebe, Muskulatur).
Auffallend häufig liegen in der Nähe von Akupunkturpunkten kleine Gefäß-Nervenbündel.

A 1.6 Wie erklärt man die Akupunkturwirkung?

Über den Nadelstich in den Akupunkturpunkt werden bei lokalen Schmerzpunkten (z.B. Muskulatur) reflektorische Antworten ausgelöst (z. B. Entspannung des verkrampften Muskels). Die Fernwirkungen der Akupunktur sind schwieriger zu erklären. Eine Darstellung an dieser Stelle würde den gesteckten Rahmen sprengen.

A 1.7 Was ist ein Akupunkturmeridian?

Ein Meridian (oder auch Leitbahn genannt) ist eine zwischen bestimmten Akupunkturpunkten gedachte *Verbindungslinie.* Häufig haben Punkte auf einem bestimmten Meridian ähnliche Indikationen. In den folgenden Lektionen werden insgesamt 14 Meridiane vorgestellt. Als Beispiel für einen Meridian siehe Abb. A 1.7.

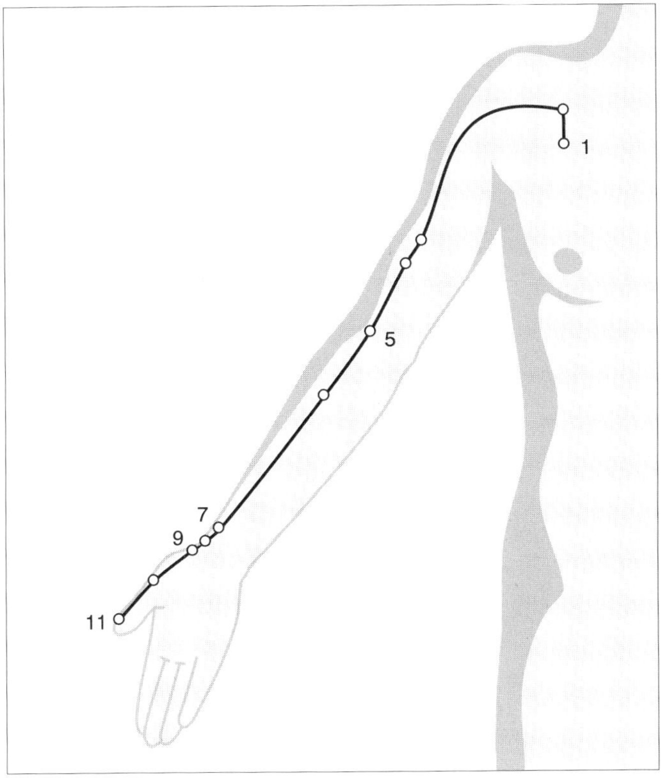

Abb. A 1.7 Lungenmeridian

A 1.8 Wie werden die Meridiane benannt?

Die Meridiane werden nach

- *parenchymatösen Organen* (Lungenmeridian, Milz- Pankreas-Meridian, Lebermeridian, Herzmeridian, Nierenmeridian)
- oder nach *Hohlorganen* (Dickdarmmeridian, Magenmeridian, Gallenblasenmeridian, Dünndarmmeridian, Blasenmeridian) benannt.

Zusätzlich gibt es die Meridiane »Kreislauf-Sexualität« und »3 Erwärmer«.

▶ Diese genannten Meridiane sind auf beiden Körperhälften vorhanden, d. h. sie sind *seitensymmetrisch*. Die Meridiane Lenkergefäß und Konzeptionsgefäß liegen in der Körpermittellinie und sind deshalb nicht paarig angelegt.

B 1: Praxistext

▶ In **B1: Praxistext** wird den Fragen: »womit und wie wird gestochen« nachgegangen.

B 1.1 Welche Nadeln werden verwandt?

Man unterscheidet zwischen sterilen *einmal verwendbaren* Nadeln und *resterilisierbaren* Nadeln.

▶ Gerade für den Anfänger empfehlen sich **Einmalnadeln**, da keine Logistik für das Resterilisieren bereit gehalten werden muß.
Weitere Unterscheidungsmerkmale betreffen das Metall der Nadel (z. B. Stahl, Silber, Gold), Länge der Nadel, Durchmesser.
Beispiele siehe Abb. B 1.1.

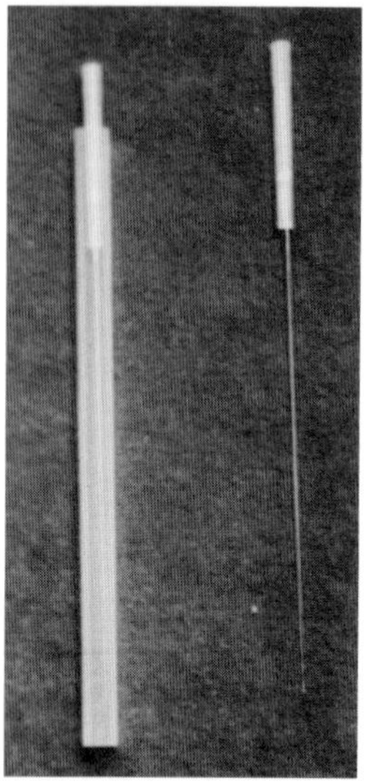

Abb. B 1.1a
Nr. 8 C-Type
0,30 x 50
(Stahlnadel mit Führungsröhrchen)
Durchmesser: 0,30 mm

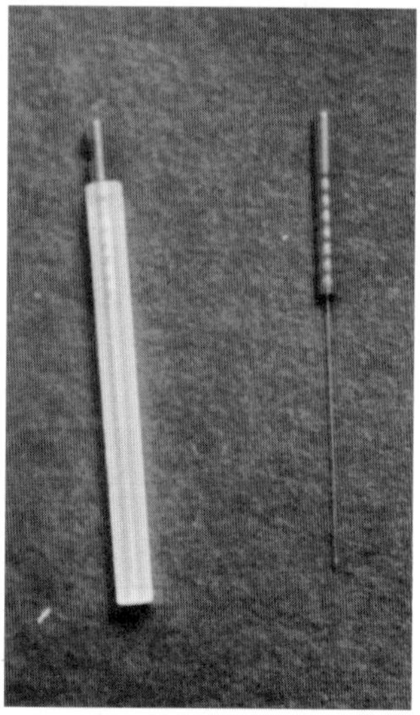

Abb. B 1.1b
Nr. 1 C-Type
0,16 x 30
(Stahlnadel mit Führungsröhrchen)
Durchmesser: 0,16 mm

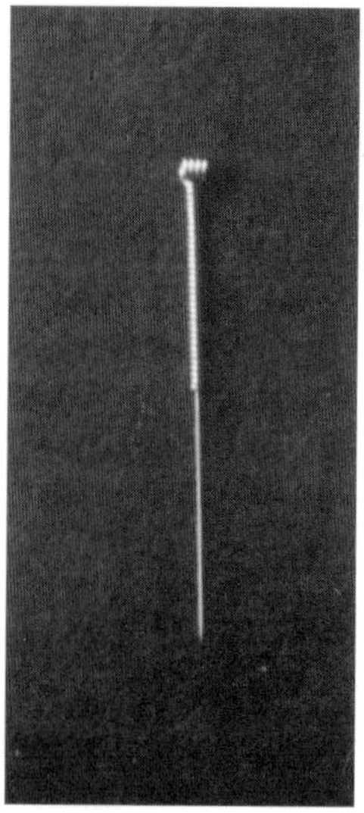

Abb. B 1.1c
DN 34.30
Sedatelec
(Stahlnadel)

B 1.2 Wie wird gestochen ?

- Für den Anfänger empfiehlt es sich, eine einfache Stichtechnik auszuführen.
- Die Nadel wird mit *schwachem Aufdruck* am Akupunkturpunkt aufgesetzt. Dies ist für den Patienten das Signal, daß der Einstich bevorsteht.
- Man fordert den Patienten nun auf, tief einzuatmen.
- Am *Ende der Einatmungsphase* wird der Einstich durchgeführt. Durch diese Maßnahme wird der Einstich als weniger schmerzhaft empfunden.
- Die **Stichtiefe** soll im Rahmen dieses Kurses in der Regel bei **ca. 0,5 cm** liegen. Hierdurch werden Verletzungen mit hoher Sicherheit vermieden.
- Steckt die Nadel nun in der Haut, so befragt man den Patienten, ob er die Nadel gut spürt, das heißt, ob er einen *leichten Schmerz*, ein *Druckgefühl* oder eine *Wärmesensation* wahrnimmt. Dies nennt man auch **Nadelsensation**.
- Falls ja: die Nadel bleibt unverändert.
- Falls nein: die Nadel wird je nach anatomischer Lokalisation bis zu 0,5 cm weiter vorgeschoben oder 1 – 2 mm zurückgezogen, bis der Patient die Nadel spürt.

▷ Tritt ein starker Schmerz auf, sollte die Nadel sofort entfernt werden.

▷ Bei manchen Patienten läßt sich keine Nadelsensation erzielen.

B 1.3 Wenn eine Nadel gesetzt wurde, wie lang soll sie dann stecken bleiben?

▶ Eine Akupunkturnadel benötigt häufig **zwanzig Minuten Einwirkzeit**.

B 1.4 Gibt es Kriterien um festzustellen, ob eine Nadel länger als zwanzig Minuten Einwirkzeit bedarf?

▶ Ja. Nach zwanzig Minuten wird man die Nadel entfernen, wenn sie sich locker und frei im Gewebe bewegen läßt. Die Kriterien für diese Beweglichkeit folgen später. (vgl. A 5.2)

▶ In **C 1: Aktives Üben** treffen Sie Vorbereitungen für das Aktive Üben.

C 1: Aktives Üben

C 1.1 Am Ende der 14 Kurstage sollen Sie in der Lage sein, therapeutisch zu stechen, d. h. zu akupunktieren. Dazu müssen Sie sich mit dem Stechen vertraut machen. Stellen Sie sich deshalb folgende Materialien zusammen (Abb. C 1.1) :

- fünf Stecknadeln, möglichst mit rundem Kopf
- Heftzwecken
- ein Stück Kork oder Styropor
- ein Stück Teppichboden oder Leder oder zur Not ein Stück Jeansstoff

▷ Zum Imitieren der Haut wird das Stück Teppichboden (oder Leder oder Jeansstoff) auf das Stück Kork (oder Styropor) aufgebracht und mit Heftzwecken oder ähnlichem befestigt.

▷ Üben Sie den Handlungsablauf des Einstechens am Objekt gemäß Tab. C 1.1 (S. 23) und Abb. C 1.1

C 1.2 Wenn Sie am 14. Kurstag behandeln wollen, sollten Sie überlegen, ob Sie sich heute **Einmalnadeln** bestellen. Zum Anfang empfiehlt es sich mit zwei Sorten Nadeln zu beginnen. Meiner Erfahrung nach eignet sich die **Kom-**

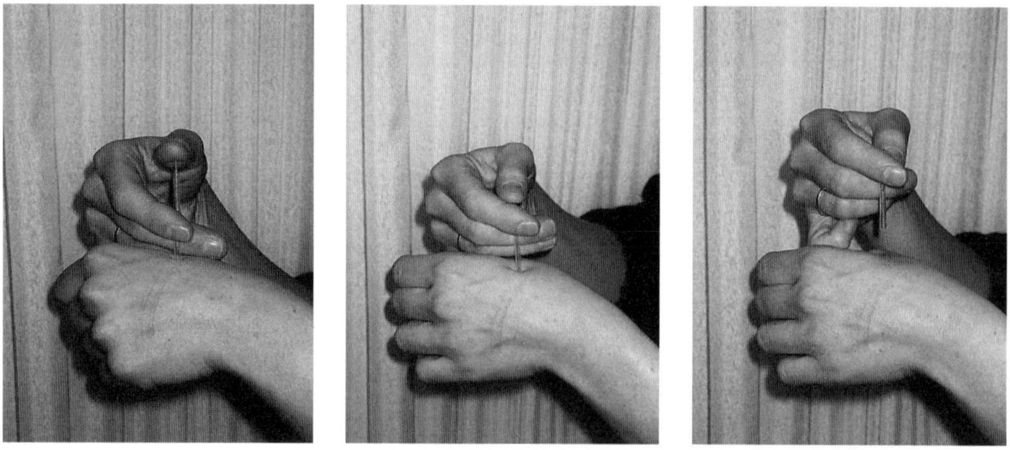

Abb. C 1.1 Bildfolge des Einstechens einer Nadel mit Führungsröhrchen (hier einhändig)

a) Aufsetzen der Nadel am Punkt Dickdarm 4

b) Eindrücken der Nadel mit dem Daumen

c) Entfernen des Führungsröhrchens

bination von 100 Nadeln DN 34.30 Sedatelec und **100 Nadeln Seirin »No. 1 C type« 0,16 x 30 mit Führungsröhrchen** und **100 Nadeln Seirin »No. 8 C type« 0,30 x 50 mit Führungsröhrchen**.

▷ Die Nadeln mit Führungsröhrchen sind beim Einstechen deutlich weniger schmerzhaft, als die Nadeln ohne Führungsröhrchen.

1. Schritt	Die Nadel mit Führungsröhrchen mit der linken Hand auf den Akupunktur-Punkt aufsetzen
2. Schritt	Patient soll tief einatmen
3. Schritt	Nadel am Ende der Einatmungsphase durch Druck des rechten Daumens auf den Nadelkopf einstechen
4. Schritt	Führungsröhrchen vorsichtig durch Zurückziehen entfernen

Tabelle C 1.1a: Einstechen einer Nadel mit Führungsröhrchen (Angaben für Rechtshänder)

1. Schritt	Die Nadel mit der rechten Hand am Nadelkopf anfassen (zwischen Daumen und Zeigefinger) und mit der Spitze auf den Akupunktur-Punkt aufsetzen
2. Schritt	Patient soll tief einatmen
3. Schritt	Falls erforderlich, die Haut mit der linken Hand spannen (wie mitunter bei Venenpunktionen notwendig)
4. Schritt	Nadel am Ende der Einatmungsphase unter leichter Drehbewegung durch die Haut stechen

Tabelle C 1.1b: Einstechen einer Nadel *ohne* Führungsröhrchen (Angaben für Rechtshänder)

Bestelladressen:

- Ostasienhandel, Langefeldstr. 43, 30926 Seelze-Letter
- Karl Blum, Schilfweg 10, 82194 Gröbenzell bei München
- akupunktur komplett, alpha Leun, Feytiatring 10, 35638 Leun
- Bauer & Wermke, Lönsweg 12, 30938 Burgwedel-Wettmar

D 1: Wiederholung

▶ In **D 1: Wiederholung** rekapitulieren Sie wichtige Grundbegriffe.

D 1.1 Definieren Sie schriftlich oder laut gesprochen die Begriffe:

- Akupunktur – Punkt

- Akupunktur – Meridian

D 1.2 Wie erklärt man die Akupunkturwirkung?

2. Lektion

▶ In **A 2: Lehrtext** werden weitere Grundbegriffe der Akupunktur besprochen.

A 2: Lehrtext

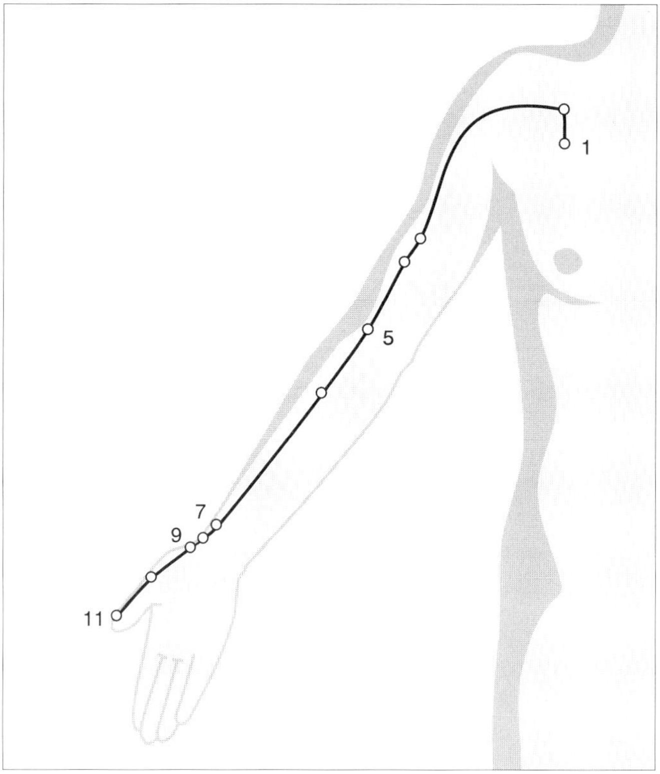

Abb. A 2.1 Lungenmeridian

A 2.1 Wie werden Akupunkturpunkte benannt?

▷ Akupunkturpunkte werden nach ihrem zugehörigen Meridian (vgl. auch Abb. A 2.1) benannt. Vom Anfang bis zum Ende eines Meridians werden die auf ihm liegenden Punkte durchnumeriert.

- So heißt der an der Clavicula liegende erste Punkt des Lungenmeridians **Lunge 1**.
- Der Endpunkt des Lungenmeridians im Bereich des Daumennagels heißt **Lunge 11**.

Diese Namensgebung wird in der Schriftform weiter abgekürzt. **Lunge 1** heißt in der Schriftsprache **Lu 1, Lunge 11** lautet entsprechend **Lu 11**.

A 2.2 Wie findet man Akupunkturpunkte am Körper?

▷ Akupunkturpunkte sind *anatomisch definiert*. Die Lokalisation eines Punktes wird häufig durch Angabe einer **Entfernung in Cun** erleichtert.

Als Beispiel seien wieder die Punkte Lu 1 und Lu 11 genannt (siehe auch Abb. A 2.1).

Lokalisation von **Lu 1**: sechs Cun lateral der Sternummittellinie, ein Cun caudal der Clavicula

Lokalisation von **Lu 11**: im Bereich des Daumenendgliedes, zwei Millimeter proximal und lateral des Nagelfalzwinkels an der dem Zeigefinger abgewandten Seite

A 2.3 Was ist ein sogenanntes »Cun« ?

▶ Ein Cun ist eine traditionelle individuelle Maßeinheit. **Sie entspricht der Daumenbreite des Patienten im Bereich der Endphalanx.**

▶ Es gilt: **1 Cun = Breite des Daumens in Höhe der Endphalanx.**

3 Cun = wenn Finger 2 bis 5 nebeneinander liegen, entspricht die Strecke zwischen Mittelglied des zweiten bis Endglied des fünften Fingers drei Cun

Vergleiche auch Abb. A 2.3.

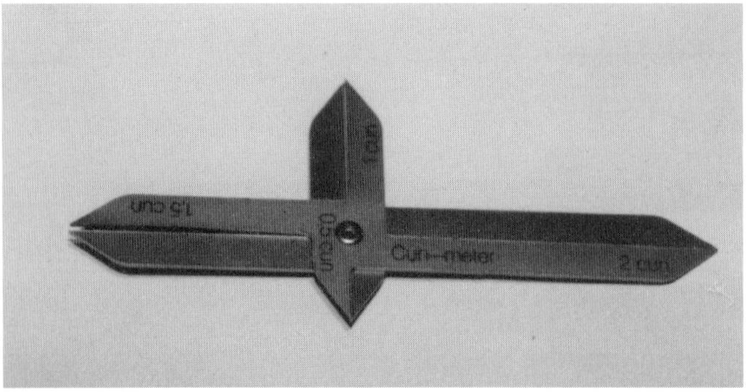

Abb. 2.3a Beim Abmessen in CUN kann das CUN-Meter hilfreich sein. Das Cun-Meter ist ein traditioneller Meßzirkel.

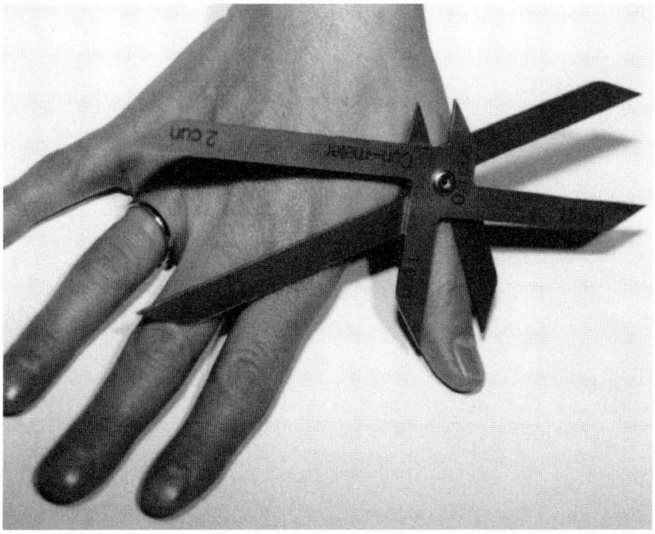

Abb. 2.3b 1 CUN entspricht der Breite des Daumens in Höhe des Nagelfalzes

A 2.4 Wo liegen Anfangs- und Endpunkte eines Meridians?

▷ Sie liegen ganz überwiegend im Bereich der Finger- oder Zehengrundgelenke sowie im Bereich des Kopfes.

A 2.5 Was versteht man unter einem Nahpunkt?

▷ Ein Nahpunkt ist ein Akupunkturpunkt in der Nähe der erkrankten bzw. schmerzhaften Körperregion.

A 2.6 Was versteht man unter einem Fernpunkt?

▷ Ein Fernpunkt beeinflußt eine entfernt gelegene Körperregion. Ein Punkt im Bereich des Sprunggelenkes vermag bspw. Schulterschmerzen zu lindern.

A 2.7 Was ist ein »Locus dolendi«?

Ein **auf Druck schmerzhafter Nahpunkt** wird häufig als »Locus dolendi« bezeichnet.
Locus dolendi Punkte entsprechen z. B. bei Rückenschmerzen oft den sogenannten Triggerpunkten der westlichen Medizin. Auch wenn solche Punkte nicht immer klassischen Akupunkturpunkten entsprechen, so lohnt es sich häufig, ein oder zwei lokale Hauptschmerzpunkte in die Akupunkturtherapie einzubeziehen.

A 2.8 Wieviele Akupunkturpunkte sollen in einer Behandlung genadelt werden?

In einer Behandlungssitzung werden häufig bis zu **sechs** relevante Akupunkturpunkte behandelt. Es gibt keinen Nachweis, daß deutlich mehr Nadeln bessere Akupunkturresultate erbringen. **Meist wird eine Kombination von Nahpunkten und Fernpunkten gewählt**.

▶ In **B 2: Praxistext** werden Nah- und Fernpunkte der Schulterregion besprochen.

B 2: Praxistext

B 2.1 Welche wichtigen Akupunkturpunkte (Nahpunkte) gibt es in der Schulterregion?

Nahpunkte der Schulterregion sind geeignet, Schmerzen der Schulterregion zu behandeln.
Wir wollen uns vier lokoregional wichtige Punkte merken:

- **Dickdarm 14 = Di 14**
- **Dickdarm 15 = Di 15**
- **3 Erwärmer 15 = 3 E 15**
- **Dünndarm 9 = Dü 9**

B 2.2 Wie findet man die Punkte **Di 14, Di 15, 3 E 15** und **Dü 9** im Schulterbereich?

- **Di 14** am Oberarm im Bereich des distalen Endes des Musculus deltoideus
- **Di 15:** wenn man den Arm abduziert, entstehen knapp lateral des Akromions zwei kleine Grübchen. Das ventrale Grübchen entspricht **Di 15**.
- **3 E 15** Mitte der Verbindungslinie zwischen Dornfortsatz C 7 und lateralem Akromion
- **Dü 9** Ein Cun über dem oberen Ende der hinteren Achselfalte (siehe Abb. B 2.2)

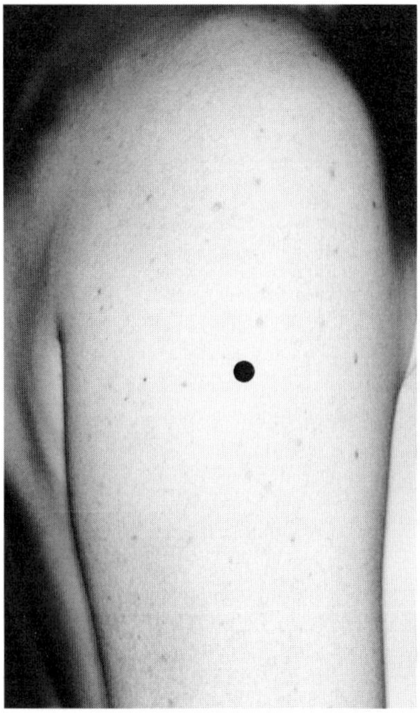

Dickdarm 14 (Am rechten Arm)

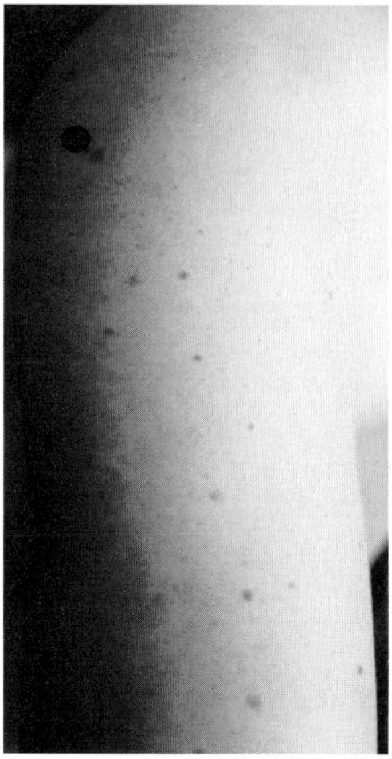

Dickdarm 15 (Am linken Arm)

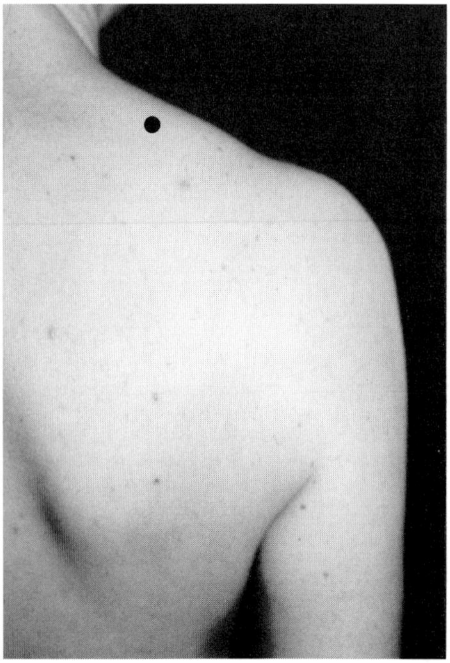

3 Erwärmer 15

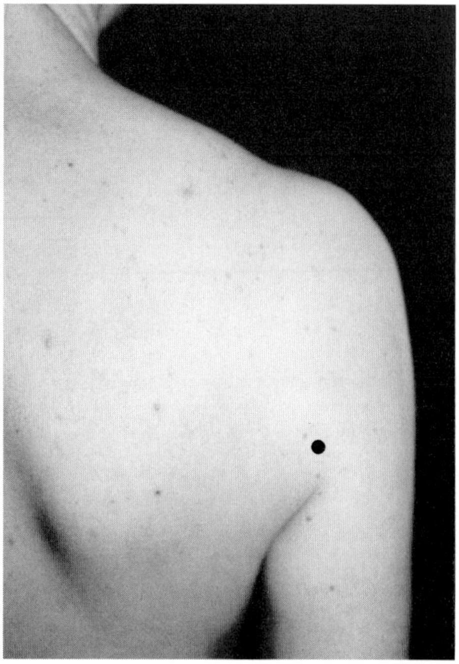

Dünndarm 9

Abb. B 2.2

B 2.3 Welche wichtigen Fernpunkte gibt es für die Behandlung von Schulterschmerzen?

▷ Wichtige und effektive Fernpunkte bei Schulterschmerzen sind **Blase 60** und **Dünndarm 3**. Weiteres siehe Abb. B 2.3 und vergleiche B 6.4 und B 7.2.

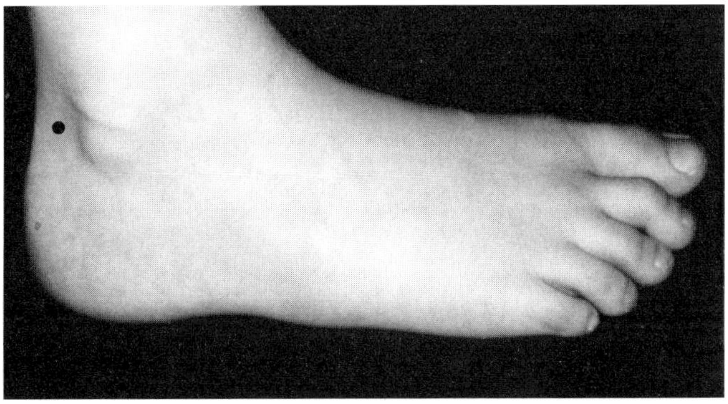

Blase 60

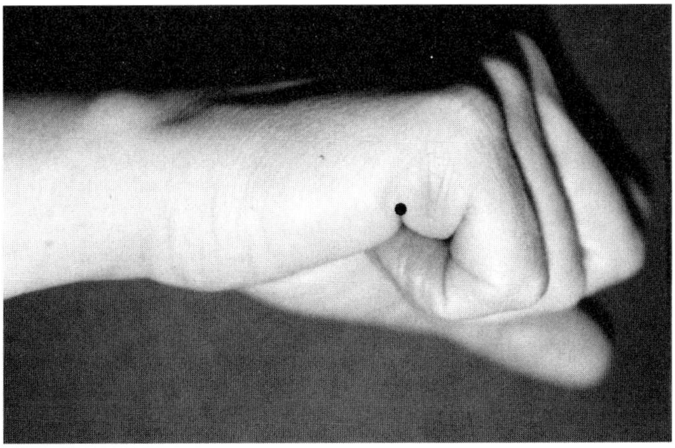

Dünndarm 3

Abb. B 2.3

C 2: Aktives Üben

▶ In **C 2: Aktives Üben** trainieren Sie die Akupunkturpunkte für die Schulterregion.

C 2.1 Suchen Sie bei sich oder einem Partner die vier wichtigen Punkte:

a) Dickdarm 14
b) Dickdarm 15
c) 3 Erwärmer 15
d) Dünndarm 9

C 2.2 Zeichnen Sie vor einem Spiegel oder ggf. bei einem Partner die vier Schulterpunkte am Körper ein!

C 2.3 Vergleichen Sie die eingezeichneten Punkte mit der Beschreibung und Abbildung in B 2.2!

C 2.4 Suchen Sie in gleicher Weise nun die Fernpunkte **Blase 60** und **Dünndarm 3**!

▶ In **D 2: Wiederholung** rekapitulieren Sie wichtige Grundbegriffe der Akupunkturtherapie.

D 2: Wiederholung

D 2.1 Nennen Sie zwei Fernpunkte!

D 2.2 Nennen Sie vier lokoregionale Schulterpunkte!

D 2.3 Wo liegen Anfangs- und Endpunkte eines Meridians?

3. Lektion

A 3: Lehrtext

▶ In **A 3: Lehrtext** werden der Lungenmeridian und der Dickdarmmeridian im Verlauf dargestellt. Daneben werden einige wichtige Punktkategorien besprochen: Alarmpunkt, Sedativpunkt, Kardinalpunkt, Tonisierungspunkt und Meisterpunkt.

A 3.1 Der Lungenmeridian (Abkürzung: Lu)

- Der Lungenmeridian beginnt mit seinem Punkt **Lu 1** unterhalb der lateralen Clavicula.
- Im Bereich des Oberarmes finden sich die Punkte **Lu 3** und **Lu 4** lateroventral des M. biceps.
- In der Ellenbeuge liegt lateral der Bizepssehne **Lu 5**.
- Knapp vor dem Handgelenk ist **Lu 7** lokalisiert.
- **Lu 9** wird lateral des Schnittpunktes A. radialis mit der Handgelenksquerfalte aufgesucht.
- Im Punkt **Lu 11** proximal lateral von der Nagelplatte endet der Lungenmeridian.

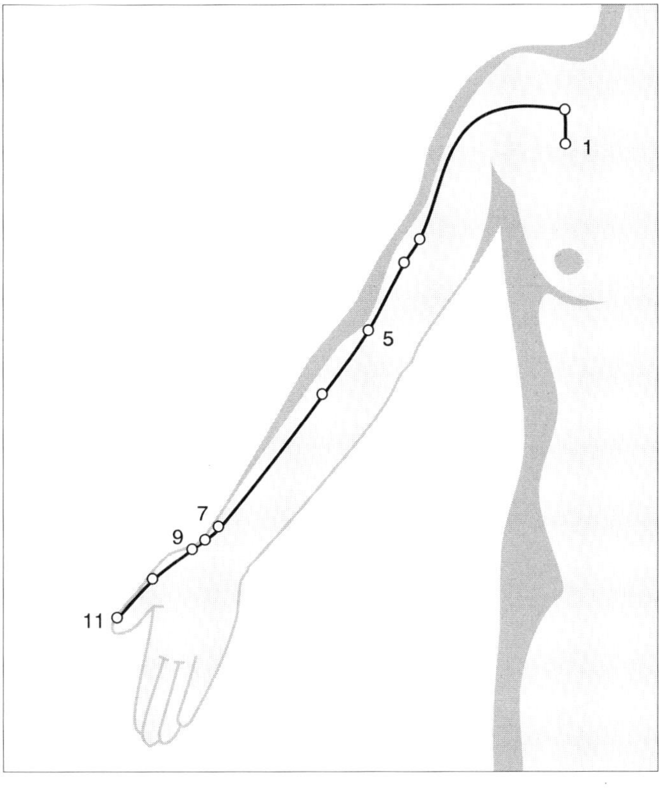

Abb. A 3.1 Lungenmeridian

A 3.2 Anhand des Lungenmeridians sollen wichtige traditionelle Punktkategorien erklärt werden.

- Der Punkt **Lu 1** ist ein **Alarmpunkt**. Nach traditioneller Auffassung zeigt ein druckempfindlicher Alarmpunkt eine Erkrankung im entsprechenden Meridian.

- Der Punkt **Lu 5** ist ein **Sedativpunkt**. Der Sedativpunkt wird nach traditioneller Auffassung genutzt, um einem Meridiansystem überschüssige Energie zu entziehen.

- Der Punkt **Lu 7** ist ein **Kardinalpunkt**. Er wird bei gegebener Indikation gern unter der Vorstellung genutzt, hiermit chronische, hartnäckige Krankheiten günstig zu beeinflussen.

- Der Punkt **Lu 9** ist der **Tonisierungspunkt** des Meridian. Als »Gegenspieler« des Sedativpunktes ist er einzusetzen bei Erkrankungen mit Energieschwäche im zugehörigen Meridian.

- **Lu 11** ist **Meisterpunkt** für Erkrankungen und Schmerzen der Tonsillen. Meisterpunkt bedeutet, daß bei der angegebenen Indikation regelhaft mit diesem Punkt eine günstige Wirkung erreichbar ist. Bei gegebener Indikation sollte ein Meisterpunkt immer mit in die Therapie einbezogen werden.

- Bitte merken Sie sich die Definitionen **»Kardinalpunkt«** und **»Meisterpunkt«**.

A 3.3 Der Dickdarmmeridian (Di)

- Der Dickdarmmeridian beginnt mit **Di 1** am daumenwärts gerichteten Winkel der Nagelfalz des Zeigefingers.
- **Di 4** findet sich bei adduziertem Daumen in der Mitte des Wulstes, der vor dem Metatarsale II, benachbart zum Daumen, liegt.
- **Di 11** wird am lateralen Ende der Ellenbogenquerfalte gefunden.
- **Di 14** und **Di 15** wurden bereits als **Schulterpunkte** besprochen.
- Der Meridian verläuft weiter im Halsbereich und endet lateral des Nasenflügels im Punkt **Di 20**.

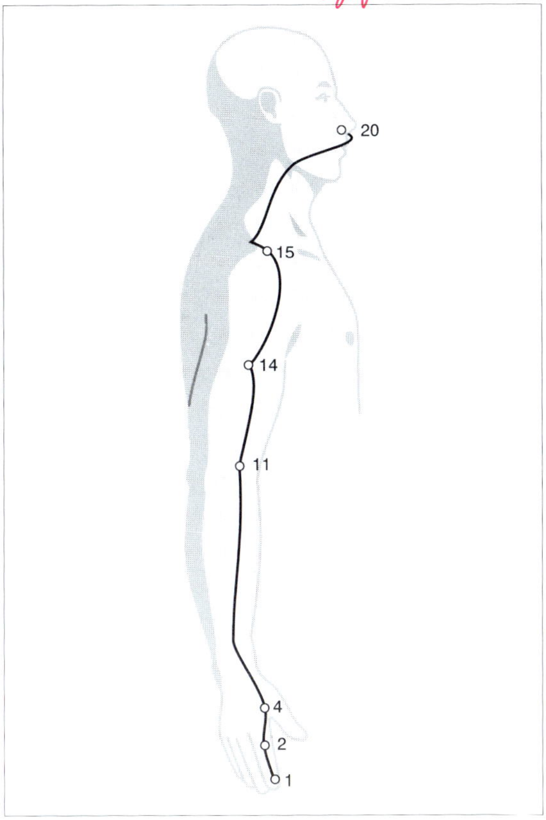

Abb. A 3.3 Meridianverlauf Dickdarm

A 3.4 Punktkategorien des Dickdarmmeridians

Di 11 ist *Tonisierungspunkt,* **Di 2** *Sedativpunkt,* der *Alarmpunkt* liegt auf dem sogenannten Magenmeridian **(M 25). Di 20** gilt als *Meisterpunkt* der Nase und wird besonders gern bei Nasennebenhöhlenaffektionen angewandt.

▶ In **B 3: Praxistext** werden vier Punkte des Lungenmeridians und vier Punkte des Dickdarmmeridians besprochen.

B 3: Praxistext

Die Abkürzungen bedeuten:

L = **L**okalisation
In = **In**dikation

B 3.1 Lunge 5 = Lu 5

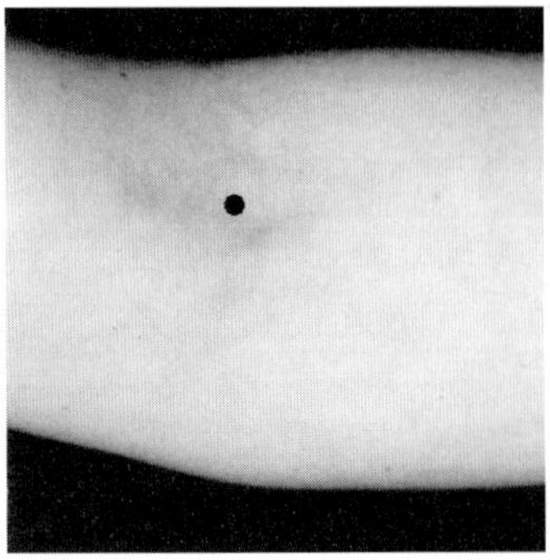

Abb. 3.1 Lunge Lu 5

L: Ellenbogenquerfalte, lateral der Bizepssehne
In: Husten, Hauterkrankungen im Gesichtsbereich, Schmerzen im Ellenbogenbereich, nächtliche Beschwerden

Punktkategorie: **Sedativpunkt**

B 3.2 Lunge 7 = Lu 7

L: 1,5 Cun proximal der Handgelenksquerfalte knapp medial der Radiuskante, lateral der A. radialis.
In: Bronchitis, Husten, Gesichtsschmerzen, rheumatoide Schulterarmschmerzen, Durchfälle

◀◀ **Warnhinweis**: Versehentliche Punktur der Arterie ist möglich. Deshalb empfiehlt sich die Sichtkontrolle der Einstichstelle im Hinblick auf eine eventuelle Hämatombildung.

Punktkategorie: **Kardinalpunkt**

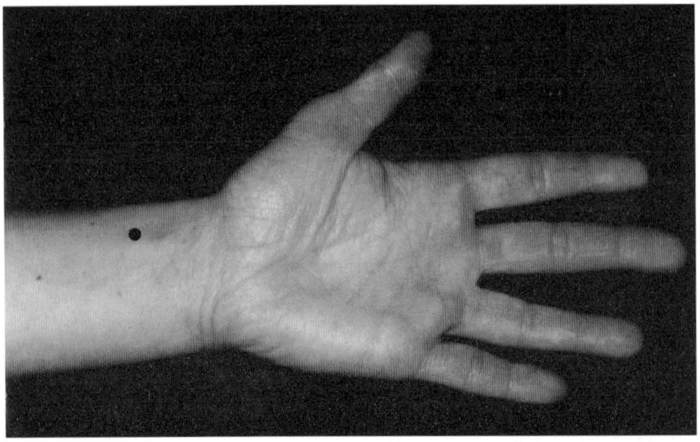

Abb. 3.2 Lunge 7

B 3.3 Lunge 9 = Lu 9

L: Lateral (radiuswärts) des Schnittpunktes der Handgelenksquerfalte mit der A. radialis, so daß beim Einstich die Arteria radialis nicht verletzt wird. **Stichtiefe nicht mehr als 5 mm**.

In: Schmerzen im Meridianverlauf (Schulter), Husten, Schlaflosigkeit

Punktkategorie: **Meisterpunkt für Gefäßkrankheiten**
Tonisierungspunkt des Meridians

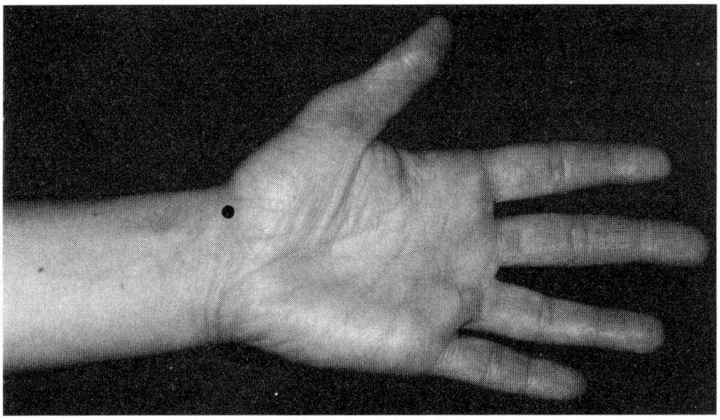

Abb. 3.3 Lunge 9

B 3.4 Lunge 11 = Lu 11

L: Im Bereich des Daumenendgliedes, zwei Millimeter proximal und lateral des Nadelfalzwinkels an der dem Zeigefinger abgewandten Seite
Sicherheitshinweis: **Nicht tiefer als 3 mm stechen, Nadeldurchmesser 0,16 mm** verwenden!

In: Schmerzen der Fingergelenke oder des Handgelenkes, Schmerzen im Halsbereich, Kopfschmerzen, Husten, Sinusitis, Bronchitis

Punktkategorie: **Meisterpunkt für Halskrankheiten**

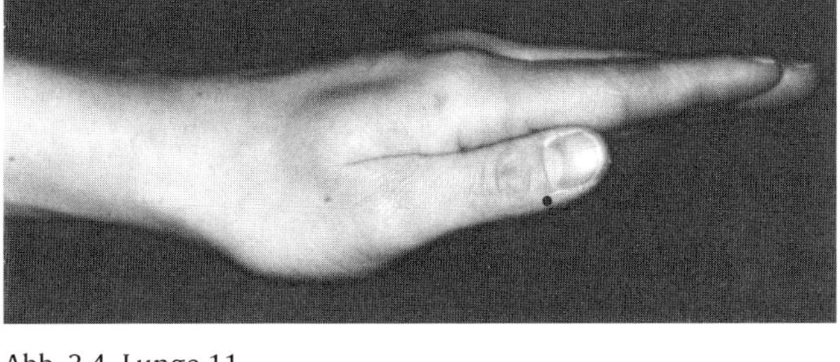

Abb. 3.4 Lunge 11

B 3.5 Dickdarm 4 = Di 4

L: In der Mitte des Wulstes, der entsteht, wenn der Daumen an das Metacarpale II angenähert wird

In: Schmerzen im Meridianverlauf, Halsbeschwerden, Juckreiz, körperliche Erschöpfung, Schweißneigung, Erkältungskrankheiten

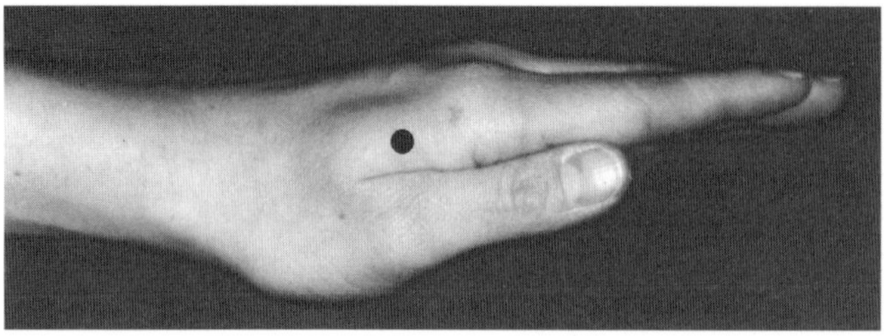

Abb. B 3.5 Dickdarm 4

B 3.6 Dickdarm 11 = Di 11

L: Am lateralen Ende der Ellenbogenquerfalte bei gebeugtem Arm

In: Halsbeschwerden, Kopfschmerz, Schmerzen im Meridianverlauf, besonders Schulterschmerzen und Schmerzen in den oberen Rückenanteilen, Tennisellenbogen, Erkältungskrankheiten

Punktkategorie: **Tonisierungspunkt**

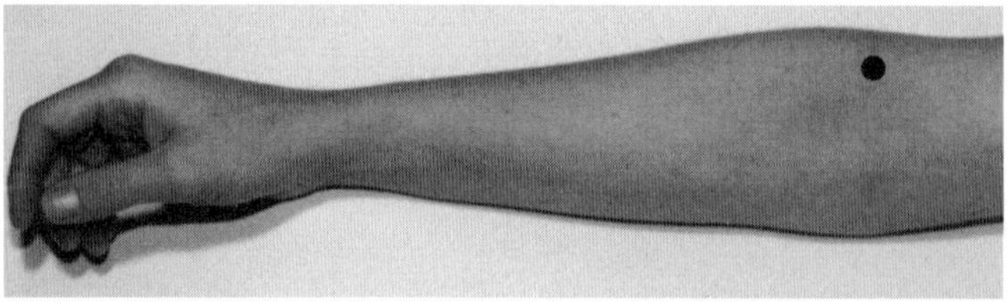

Abb. B 3.6 Dickdarm 11

B 3.7 Dickdarm 14 = Di 14

L: Am Oberarm im Bereich des distalen Endes des Musculus deltoideus

In: Schulterschmerzen, Nackenschmerzen

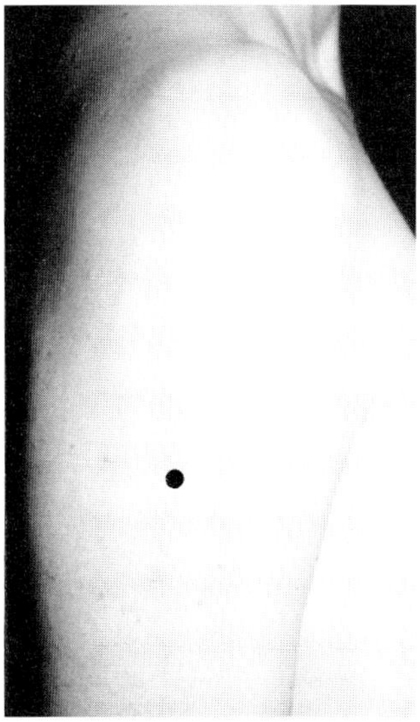

Abb. B 3.7 Dickdarm 14 (Am rechten Arm)

B 3.8 Dickdarm 15 = Di 15

L: Wenn man den Arm abduziert, enstehen knapp lateral des Akromions zwei kleine Grübchen. Das ventrale Grübchen entspricht **Di 15**.

In: Schulterschmerzen, Nackenverspannung

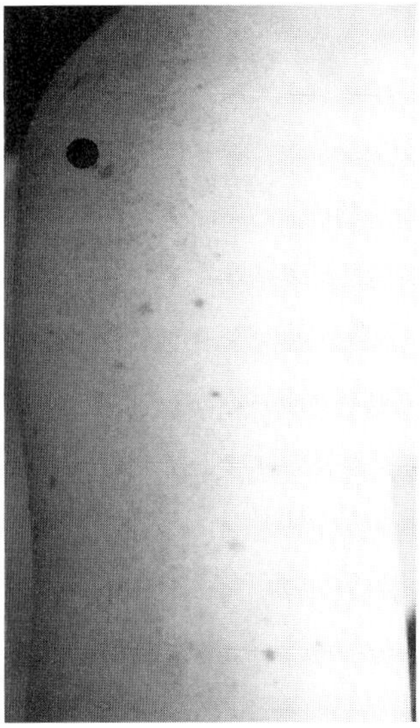

Abb. B 3.8 Dickdarm 15 (Am linken Arm)

C 3: Aktives Üben

▶ In **C 3: Aktives Üben** zeigen Sie nun aktiv, welche Punkte Sie bereits kennengelernt haben.

C 3.1 Zeigen Sie die folgenden Punkte an Ihrem Körper:

- **Lu 5**
- **Lu 7**
- **Lu 9**
- **Lu 11**
- **Di 4**
- **Di 11**

C 3.2 Wiederholen Sie die Aufgabe 3.1 solange, bis Sie diese sechs Punkte fehlerfrei anzeigen können!

C 3.3 Zeigen Sie die Punkte **Di 14** und **Di 15**!

C 3.4 Zeigen Sie die Punkte **3 E 15** und **Dü 9**!

C 3.5 Sie wollen symptomatisch eine Erkältung behandeln. Welche der oben (C 3.1) angegebenen sechs Punkte könnten Sie bei dieser Indikation verwenden?

Lu 11
Lu 5

C 3.6 Nennen Sie einen Kardinalpunkt und einen Meisterpunkt!

C 3.7 Nehmen Sie das Übungsmaterial (siehe C 1.1) und stechen Sie Nadeln ein:

- ▷ Nehmen Sie das Nadelende zwischen Daumen und Zeigefinger und stechen Sie unter einer Drehbewegung nach rechts die Nadel bis zur Hälfte ein.
- ▷ Wiederholen Sie diese Übung mit einer Drehbewegung nach links.

C 3.8 Sie haben bei dieser Stichübung bemerkt, daß Sie relativ viel Druck aufwenden mußten, um die Nadel in das Material zu pressen. Versuchen Sie nun, die Nadel unter schnellem Rechts-Links-Drehen einzustechen!

D 3: Wiederholung

▶ In **D 3: Wiederholung** rekapitulieren Sie die wichtigsten Grundbegriffe.

D 3.1 Was ist ein **Cun**?

D 3.2 Wie definiert sich der **Akupunkturmeridian**?

D 3.3 Was ist ein **Meisterpunkt**?

D 3.4 Nennen Sie zwei **Meisterpunkte**!

4. Lektion

A 4: Lehrtext

▶ In **A 4: Lehrtext** wird der Verlauf des Magenmeridians und des Milz-Pankreas-Meridians vorgestellt.

A 4.1 Der Magenmeridian (M)

Der Magenmeridian beginnt in der Mitte des Unterlides. Der Meridian führt an der Nase vorbei, passiert den Mundwinkel, läuft entlang der Mandibula und des Musculus masseter hin bis zum Punkt **M 8** im Bereich des Haaransatzes im Stirnschläfenbereich.

- **M 10** liegt in Höhe des Schildknorpels, **M 25** zwei Cun lateral der Medianlinie in Höhe des Nabels.

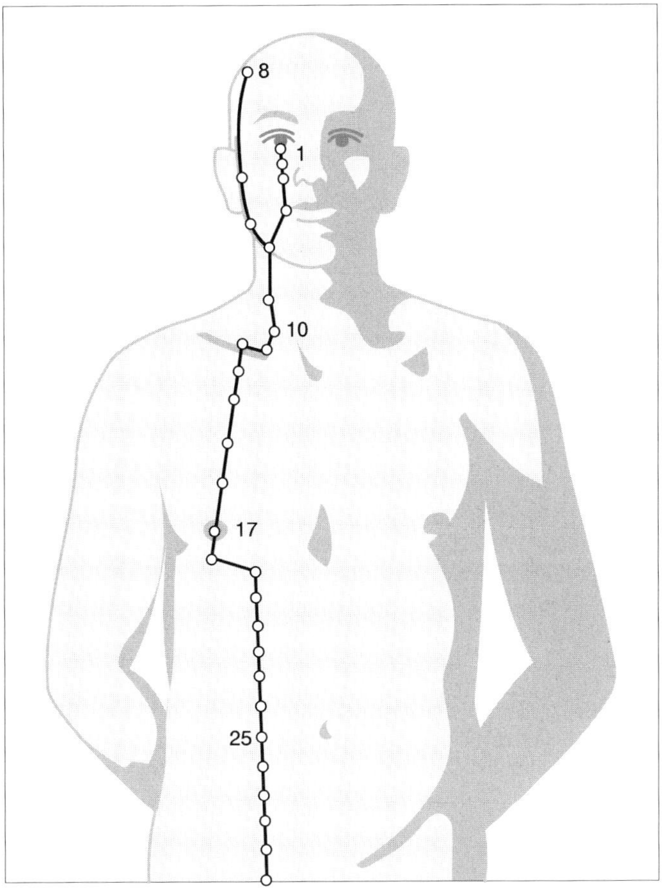

Abb. A 4.1a Magenmeridian

- **M 38** findet sich im zweiten Drittel des Unterschenkels.
- Die Punkte **M 41** bis **M 45** sind sämtlich im Fußbereich gelegen. Der Meridian endet im **M 45**, der im lateralen Nagelfalzwinkel der zweiten Zehe lokalisiert ist.

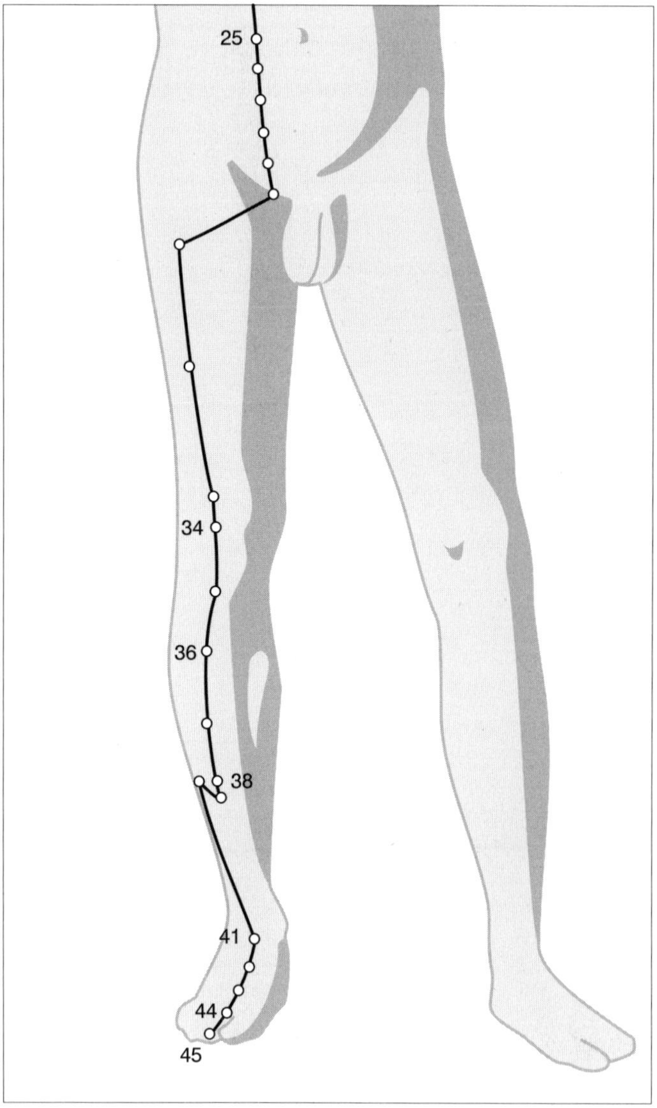

Abb. A 4.1b Magenmeridian

A 4: Lehrtext

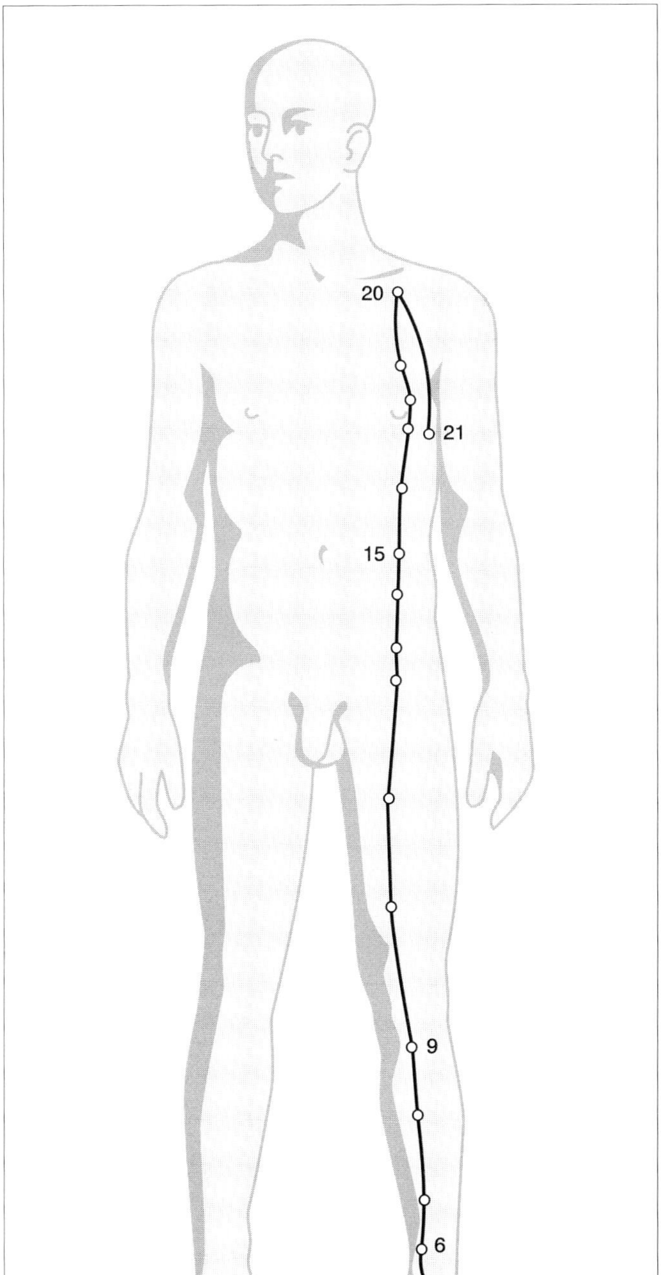

Abb. A 4.3 Milz-Pankreas-Meridian

A 4: Lehrtext

A 4.2 **M 41** ist **Tonisierungspunkt**, **M 45 Sedativpunkt**, der **Alarmpunkt** liegt auf einem Meridian, der Konzeptionsgefäß (**KG**) genannt wird und zwar im Punkt **KG 12.**

A 4.3 Milz-Pankreas-Meridian (MP)

Der Meridian beginnt an der Großzehe im medialen Nagelfalzwinkel mit **MP 1**.
An der Innenseite des Unterschenkel verläuft MP bis zum medialen Kniegelenk mit **MP 9**. Im Bereich des ventralen Abdomens findet sich ein Verlauf bis hin zum Punkt **MP 21** im 6. ICR der Medioaxillarlinie.

A 4.4 **MP 2** ist **Tonisierungspunkt**, **MP 5** ist der **Sedativpunkt** und Punkt **Leber 13 Alarmpunkt** des MP – Meridians.

B 4: Praxistext

▶ In **B 4: Praxistext** werden Lage und Indikation von wichtigen Punkten des *Magenmeridians* und des *Milz-Pankreas-Meridians* besprochen.

B 4.1 Magen 17 = M 17

L: Im Zentrum der Brustwarze

◀◀ **In**: **Der Punkt wird nicht gestochen. Er ist ein verbotener Punkt.** Er kann als anatomischer Orientierungspunkt hilfreich sein, um sich den ungefähren Verlauf des Magenmeridians am Rumpf zu merken.

B 4.2 Magen 36 = M 36

L: 1,5 Cun (zwei Querfinger) unter dem Fibulaköpfchen, lateral der Tibiakante

In: Knie- und Hüftschmerzen, Gastroenteropathie, Schlaflosigkeit, Kopfschmerzen

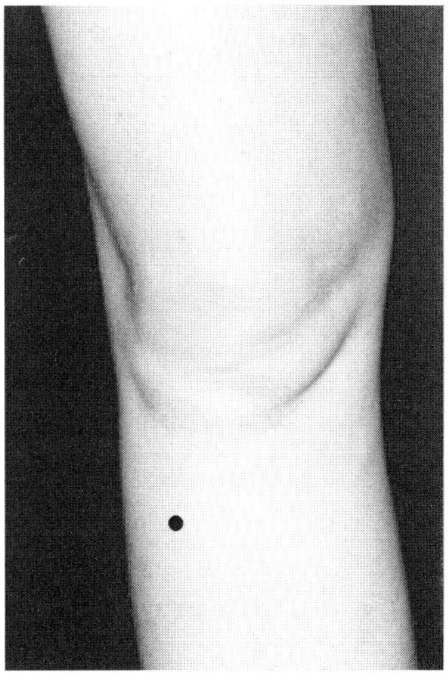

Abb. B 4.2 Magen 36

B 4.3 Magen 44 = M 44

L: Zwischen der zweiten und dritten Zehe, näher der zweiten Zehe im Bereich des „Schwimmhäutchens«

In: Allgemeiner Schmerzpunkt, insbesondere geeignet bei Kopfschmerzen, Pharyngotonsillitis, Zahnschmerzen des Oberkiefers, Abdominalschmerzen.

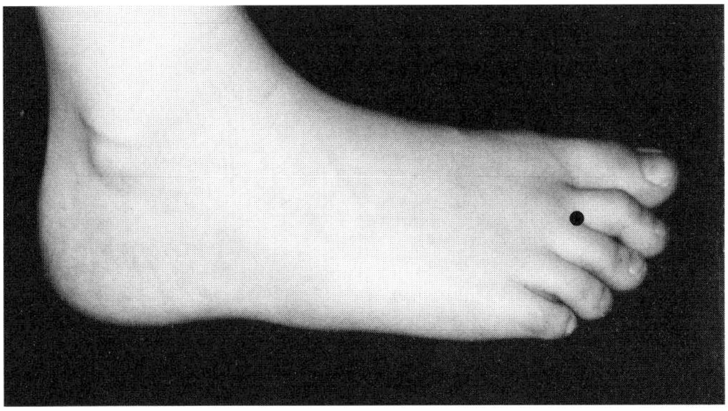

Abb. B 4.3 Magen 44

B 4.4 Milz-Pankreas 4 = MP 4

L: An der Innenseite des Fußes, an der Basis des Os metatarsale I (in der Region des Wechsels der Hautfarbe von weiß nach rot).

In: Durchfall, Spasmen des Unterbauches, Meteorismus

Punktkategorie: **Kardinalpunkt**.

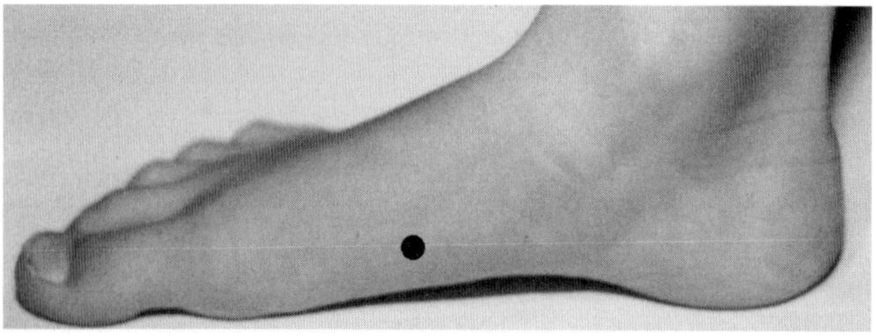

Abb. B 4.4 Milz-Pankreas 4

B 4.5 Milz-Pankreas 6 = MP 6

L: Drei Cun oberhalb des Malleolus medialis

In: Durchfall, Durchblutungsverbesserung im Becken-Beinbereich, regulierender Einfluß auf die Genitalorgane; Einschlafstörungen

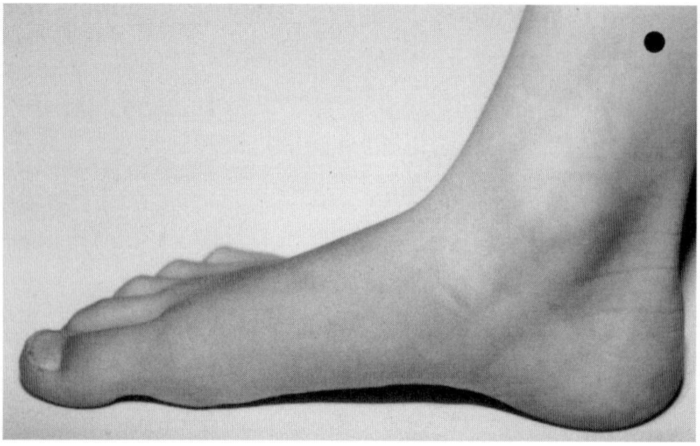

Abb. B 4.5 Milz-Pankreas 6

◀◀ **Kontraindikation: Während der Schwangerschaft.**

B 4.6 Milz-Pankreas 9 = MP 9

L: Unter dem Condylus medialis der Tibia (etwa 2 Cun unter der Kniegelenksquerfalte)
In: Knieschmerzen, abdominelle Beschwerden, Ödeme

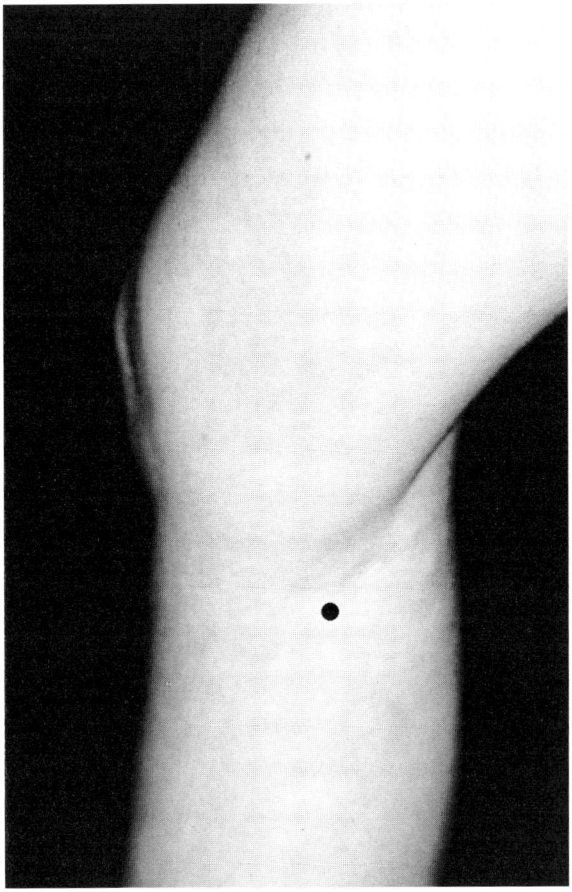

Abb. B 4.6 Milz-Pankreas 9

C 4: Aktives Üben

▶ In **C 4: Aktives Üben** trainieren Sie die wichtigsten Punkte des Magenmeridians und Milz-Pankreas-Meridians.

C 4.1 Stellen Sie sich den Meridianverlauf des Magenmeridians vor, indem Sie die folgenden Punkte vor einem Spiegel an sich selber anzeigen:

M 1
M 8
M 17
M 36
M 44

C 4.2 Stellen Sie sich den Meridianverlauf des Milz-Pankreas-Meridians vor, indem Sie die folgenden Punkte an Ihrem Bein anzeigen:

MP 4
MP 6
MP 9

D 4: Wiederholung

▶ In **D 4: Wiederholung** werden die wichtigsten Schulterpunkte und wichtige Punkte für die Indikation »Erkältungskrankheiten« rekapituliert.

D 4.1 Zeigen Sie die wichtigsten Schulterpunkte:

Di 11
Di 14
Di 15
3 E 15
Dü 9
Dü 3
Bl 60

D 4.2 Zeigen Sie die wichtigen Punkte für die Indikation »Erkältungskrankheiten«:

Lu 5
Lu 7
Lu 9
Lu 11
Di 4
Di 11

5. Lektion

▶ In **A 5: Lehrtext** wird der Umgang mit der Akupunkturnadel beschrieben.

A 5: Lehrtext

A 5.1 Wie lange läßt man die Akupunkturnadel üblicherweise in der Haut stecken?

Durchschnittlich sind **zwanzig Minuten** ausreichend.

A 5.2 Wenn eine Nadel zwanzig Minuten am Akupunkturpunkt gewirkt hat: Wie kann man beurteilen, ob die Nadel gezogen werden kann oder ob sie noch belassen werden sollte?

Durch vorsichtiges Hin- und Herdrehen zwischen Daumen und Zeigefinger und leichten Zug kann die Mobilität der Nadel am Akupunkturpunkt geprüft werden. Läßt sich die Nadel leicht drehen und durch leichten Zug aus dem Gewebe herausbewegen, kann sie gezogen werden.
Falls die Nadel noch im Gewebe »festsitzt« kann die Verweildauer z. B. um zwanzig Minuten verlängert werden (Vgl. B 1.3 und B 1.4).

A 5.3 Welche Kriterien gibt es, um zu entscheiden, ob ein Punkt genadelt werden soll oder nicht?

Schmerzhafte Punkte können vorsichtig einer Nadelung unterzogen werden. Voraussetzung ist, daß keine lokalen Entzündungszeichen vorhanden sind.
Schmerzhafte Punkte sollte der Patient möglichst mit einem Finger zeigen.
Zusätzlich sollte die schmerzhafte Region durch ärztliche Palpation nach zu nadelnden lokalen Triggerpunkten abgesucht werden. Nützlich kann auch die Untersuchung mittels Drucktaster sein.

A 5.4 Was ist ein Drucktaster?

Ein Drucktaster ist ein stiftförmiges Gerät, dessen Stahlspitze gefedert aufgehängt ist. Mittels Drucktaster kann man einen definierten Druck auf ein zu untersuchendes Hautareal aufbringen. So kann die Druckschmerzhaftigkeit einer bestimmten Aufdruckstärke zugeordnet werden.

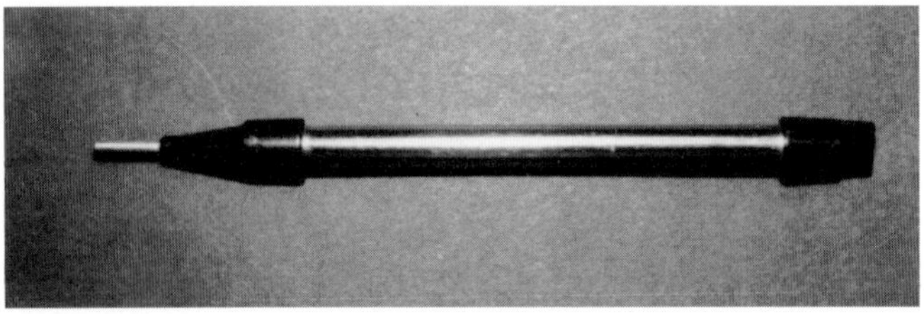

Abb. A 5.4 Der Drucktaster

B 5: Praxistext

▶ In **B 5: Praxistext** wiederholen Sie die drei bereits bekannten knienahen Punkte und lernen weitere vier Punkte kennen, die zur Behandlung von Knieschmerzen sinnvoll sind.

B 5.1 Magen 36 = M 36

L: Zwei Querfinger unter dem Fibulaköpfchen, lateral der Tibiakante

In: Knie- und Hüftschmerzen, Kopfschmerzen

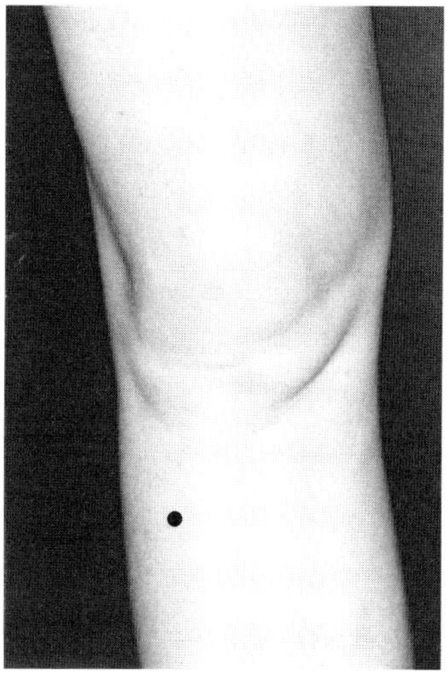

Abb. 5.1 Magen 36

B 5.2 Magen 44 = M 44

L: Zwischen der zweiten und dritten Zehe, näher der zweiten Zehe im Bereich des »Schwimmhäutchens«

In: Allgemeiner Schmerzpunkt, insbesondere geeignet bei Kopfschmerzen, Pharyngotonsillitis, Zahnschmerzen des Oberkiefers, Abdominalschmerzen

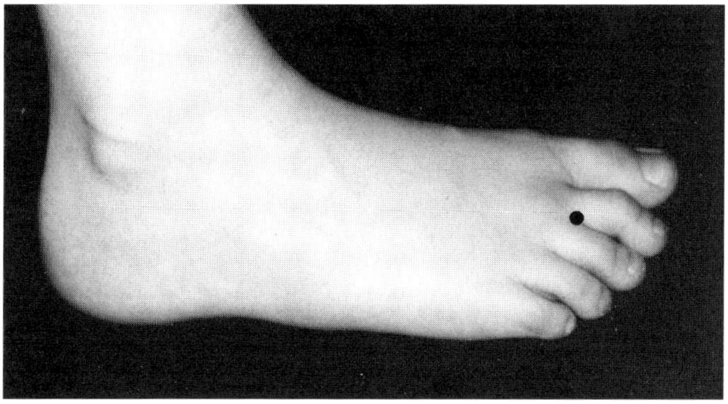

Abb. 5.2 Magen 44

B 5.3 Milz-Pankreas 9 = MP 9

L: Unter dem Condylus medialis der Tibia

In: Knieschmerzen, abdominelle Beschwerden, Ödeme

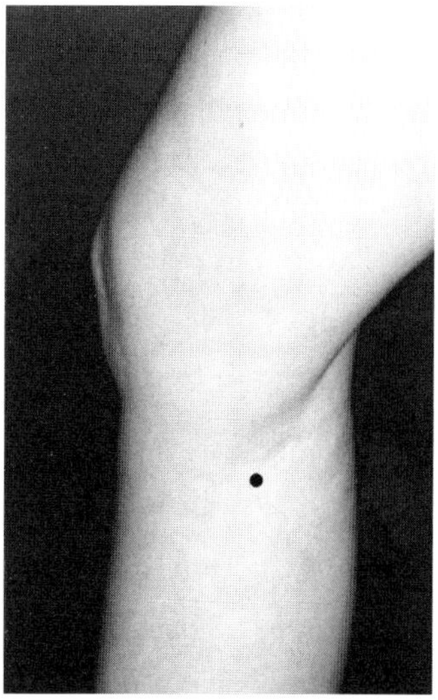

Abb. B 5.3 Milz-Pankreas 9

B 5.4 Niere 10 = Ni 10

L: Am medialen Ende der Kniegelenksquerfalte, zwischen den Sehnen der Musculi semitendinosus und semimembranosus, bei gebeugtem Knie
In: Kniegelenksschmerzen mit Problemen bei der Kniebeugung, unterstützend bei Erkrankungen am medialen Oberschenkel und bei Genitalerkrankungen

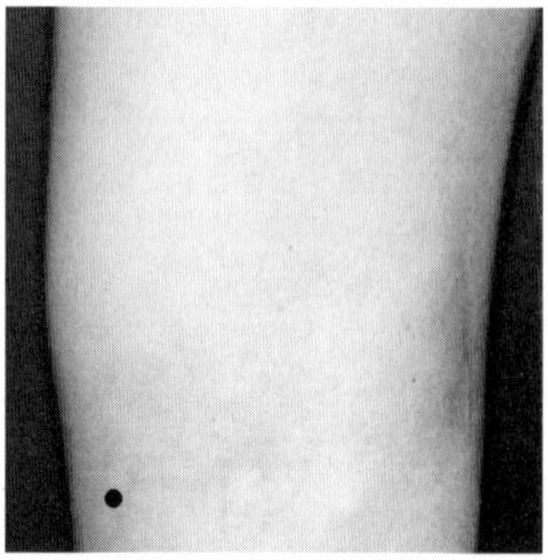

Abb. B 5.4 Niere 10

B 5.5 Gallenblase 34 = Gb 34 (vgl. B 10.1)

L: Bei gebeugtem Knie in einer Mulde ventral des Unterrandes des Fibulaköpfchens
In: Kniegelenksschmerzen

Punktkategorie: **Meisterpunkt der Sehnen und Muskeln**

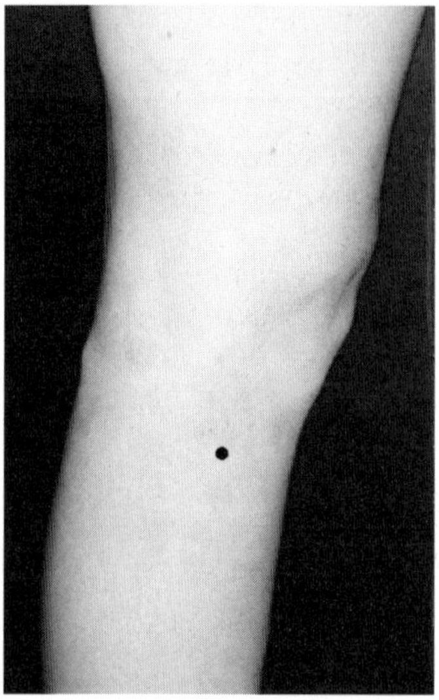

Abb. B 5.5 Gallenblase 34

B 5.6 Gallenblase 41 = Gb 41 (vgl. B 10.2)

L: In einer Mulde distal der Basis von Os metatarsale IV und V
In: Fernpunkt für den Kniegelenksschmerz

Punktkategorie: **Meisterpunkt gegen Gelenkschmerzen und rheumatische Beschwerden, Kardinalpunkt**

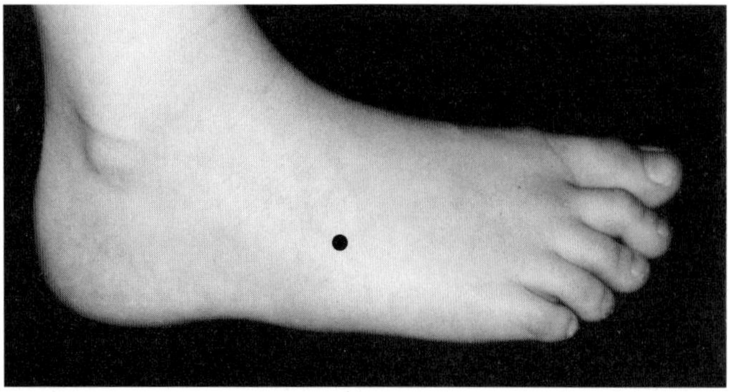

Abb. B 5.6 Gallenblase 41

B 5.7 Leber 8 = Le 8

L: Benachbart zum Punkt **Niere 10** (S. 61) am medialen Ende der Kniegelenksquerfalte direkt dorsal der Tuberositas tibiae, medial der Sehnen der Musculi semitendinosus und semimembranosus, bei gebeugtem Knie

In: Schmerzen des Kniegelenks, zusätzlich psychisch und somatisch stabilisierend

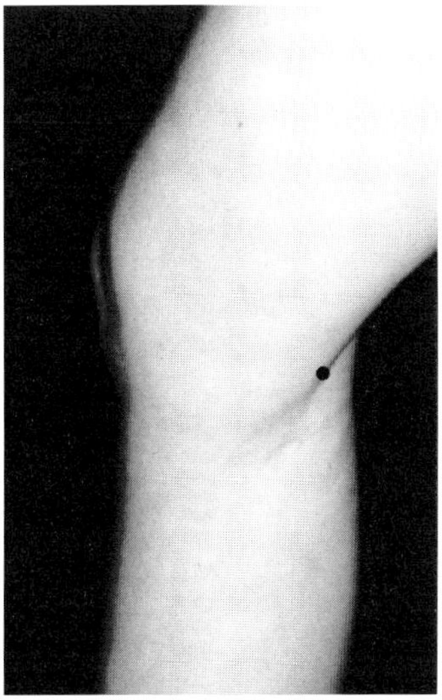

Abb. B 5.7 Leber 8

B 5.8 Welche Sicherheitsregeln sind beim Akupunktieren im Gelenkbereich zu beachten?

◀◀ Eine Gelenkinfektion muß mit Sicherheit vermieden werden.

▷ Die Stichtiefe für die Akupunktur sollte im gelenknahen Bereich nur bis in die Subkutis gehen.

▷ Soll die Nadel bei gegebener Indikation doch einmal bis an die Gelenkkapsel herangeführt werden, so empfehle ich Vorsichtsmaßnahmen, wie sie bei einer Gelenkpunktion üblich sind.

▷ Sollte ein Kniegelenkserguß bestehen, sollte nur mit großer Zurückhaltung im Ergußbereich akupunktiert werden. Es kann auf Fernpunkte (**Gb 41, Ma 44**) ausgewichen werden.

Weitere allgemeine Sicherheitshinweise finden sich in der Lektion 13.

▶ In **C 5: Aktives Üben** vertiefen Sie die Kniepunkte.

C 5: Aktives Üben

C 5. 1 Malen Sie an Ihrem Knie oder ggf. an anderer Stelle die folgenden Punkte an:

M 36, M 44, MP 9, Ni 10,
Gb 34, Gb 41, Le 8

C 5.2 Vergleichen Sie Ihre angemalten Kniepunkte mit der Lagebeschreibung aus dem Abschnitt B 5!

C 5.3 Haben Sie bereits Akupunkturnadeln? Falls nicht, sollten Sie überlegen, ob Sie Nadeln bestellen wollen. In der 8. Lektion benötigen Sie zum »Aktiven Üben« Akupunkturnadeln.

C 5.4 Haben Sie Desinfektionsmittel und Tupfer zur Hautdesinfektion zur Hand? Falls nicht, erwägen Sie für die 8. Lektion, sich diese Materialien zu besorgen.

▶ In **D 5: Wiederholung** rekapitulieren Sie die wichtigsten Punkte des Magenmeridians und des Milz-Pankreas-Meridians.

D 5: Wiederholung

D 5.1 Wo liegt der Punkt **Magen 17**?

Was ist seine Besonderheit?

D 5.2 Wo liegt der Punkt **Magen 36**?

D 5.3 Wann ist der Punkt **Magen 36** indiziert?

D 5.4 Wo liegt der Punkt **Magen 44**?

D 5.5 Wann ist der Punkt **Magen 44** indiziert?

D 5.6 Wo liegt der Punkt **Milz-Pankreas 4**?

D 5.7 Wann ist der Punkt **Milz-Pankreas 4** indiziert?

D 5: Wiederholung

D 5.8 Wo liegt der Punkt **Milz-Pankreas 6**?

D 5.9 Wann ist der Punkt **Milz-Pankreas 6** indiziert?

D 5.10 Wo liegt der Punkt **Milz-Pankreas 9**?

D 5.11 Wann ist der Punkt **Milz-Pankreas 9** indiziert?

6. Lektion

▶ In **A 6: Lehrtext** wird der Verlauf des *Herzmeridians* und des *Dünndarmmeridians* besprochen.

A 6: Lehrtext

A 6.1 Der Herzmeridian (H)

Der Meridian beginnt mit **H 1** in der Mitte der Axilla. Im Punkt **H 3** erreicht er die mediale Ellenbogenfalte. Die ulnare Handgelenksquerfalte wird mit **H 7** durchlaufen. Der Meridian endet in **H 9** proximal daumenwärts des Kleinfingernagels.

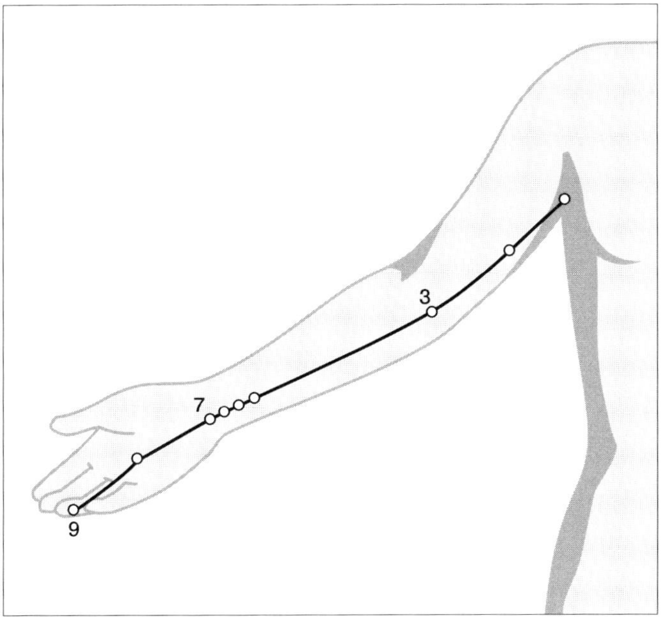

Abb. A 6.1 Herzmeridian

A 6.2 Der **Tonisierungspunkt** ist **H 9**. Der **Sedativpunkt** entspricht **H 7**. Der **Alarmpunkt** findet sich auf dem Konzeptionsgefäß (**KG** Meridian) im Punkt **KG 14**

A 6.3 Der Dünndarmmeridian (Dü)

Der Dünndarmmeridian beginnt mit dem Punkt **Dü 1** proximal der Nagelfalz des Kleinfingers ulnarseitig (gegenüber von **Herz 9**). Über die ulnare Handkante verläuft der Meridian an der Ulnarseite des Unterarms zum Ellenbogen. Zwischen Olecranon und Epicondylus ulnaris mit **Dü 8** zieht der Meridian zum Punkt **Dü 9** oberhalb der dorsalen Achselfalte. In einem Zickzackverlauf zieht der Dünndarmmeridian bis vor den Tragus zum Endpunkt **Dü 19**.

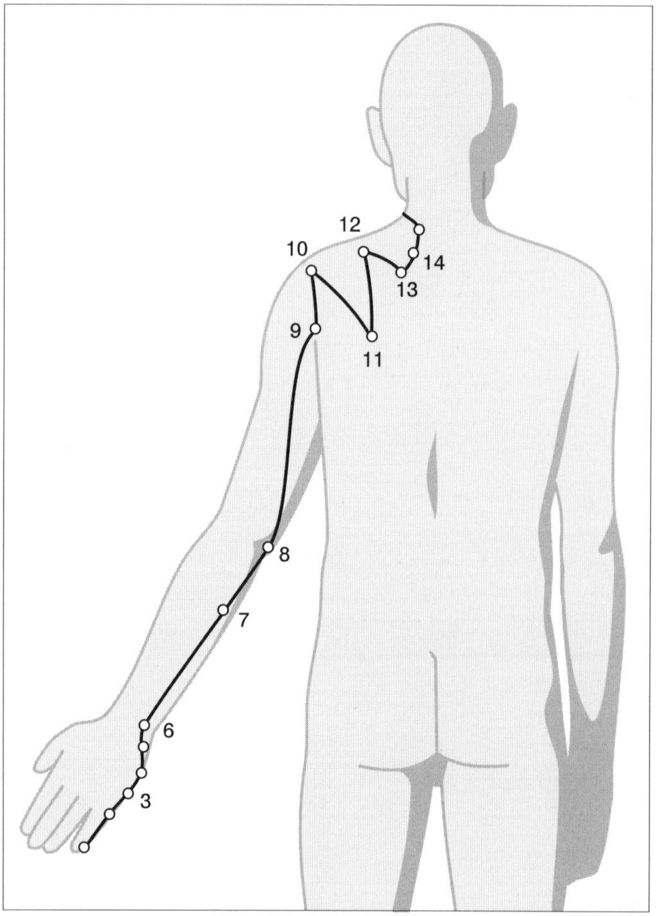

Abb. A 6.3a Dünndarmmeridian

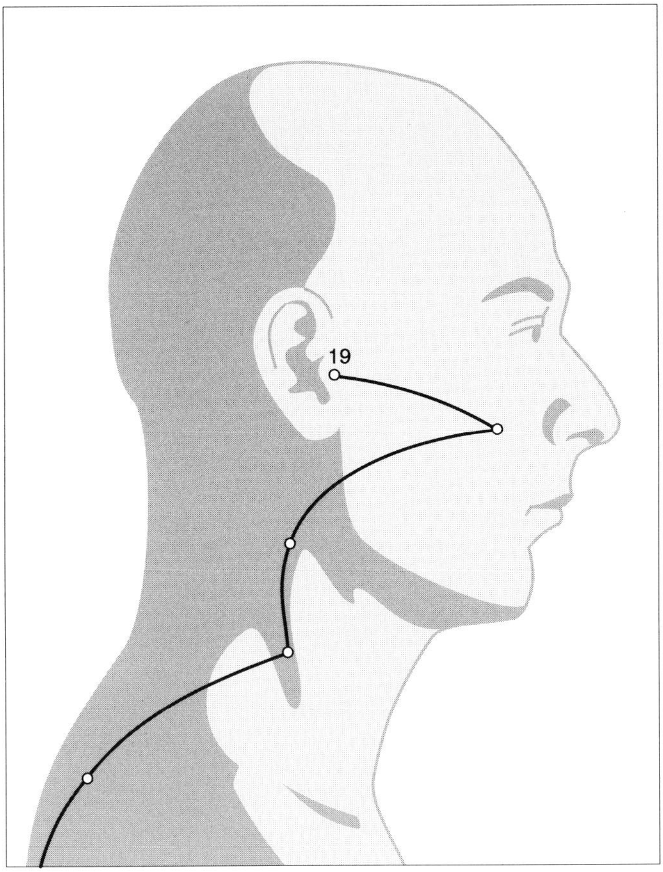

Abb. A 6.3b Dünndarmmeridian

A 6.4 Der **Tonisierungspunkt** des Dünndarmmeridians ist **Dü 3**. Der **Sedativpunkt** liegt im Ellenbogenbereich mit **Dü 8**. Der **Alarmpunkt** liegt auf dem Konzeptionsgefäß im Punkt **KG 4**.

▶ In **B 6: Praxistext** beschäftigen Sie sich mit drei Punkten des *Herzmeridians* und zwei Punkten des *Dünndarmmeridians.*

B 6: Praxistext

B 6.1 Herz 3 = H 3

L: Aufsuchen am gebeugten Arm: Zwischen dem medialen Ende der Ellenbogenquerfalte und dem Epicondylus humeri medialis.

In: Kopfschmerzen bei Überforderungssyndrom. Tremor der Hände. Günstiger Einfluß auf Extrasystolie, Tachykardieneigung.

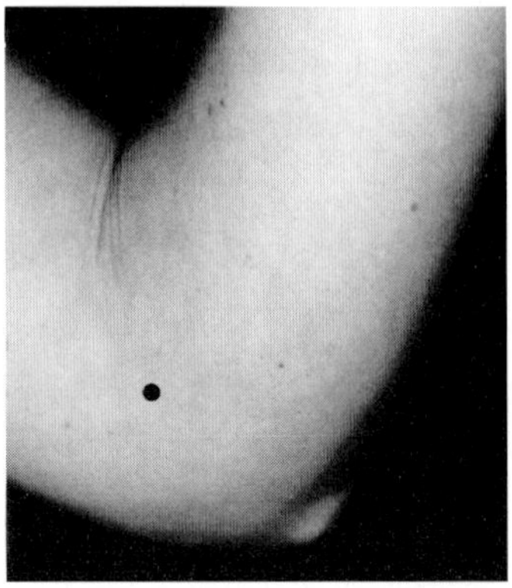

Abb. B 6.1 Herz 3

B 6.2 Herz 7 =H 7

L: In der volaren Handgelenksquerfalte nahe der A. ulnaris, radialwärts neben der Sehne des Musculus flexor carpi ulnaris

◀◀ Sicherheitshinweis: **Nicht in die Arterie stechen, nicht tiefer als 5 mm**!

In: Kardiotrop wie **H 3**, Nervosität, Lampenfieber.

Punktkategorie: **Sedativpunkt**

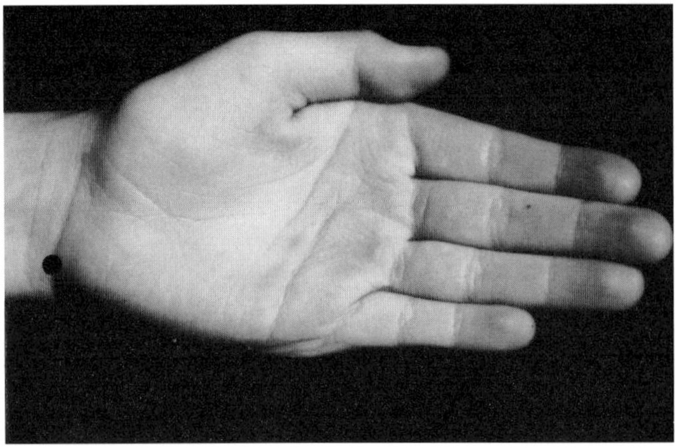

Abb. B 6.2 Herz 7

B 6.3 Herz 9 = H 9

L: 2 mm proximal und daumenseitig der Kleinfingernagelfalz.

◀◀ Sicherheitshinweis: **Nur oberflächlich bis 3 mm tief stechen, Nadeldurchmesser 0,16 mm verwenden**!

In: Kardiotrope Störungen, insbesondere Herzangst. Schmerzen im Bereich der Innenseite des Armes und der lateralen Thoraxwand. Vertigo. Hypersekretion der Bronchien. Kollaps.

Punktkategorie: **Tonisierungspunkt**

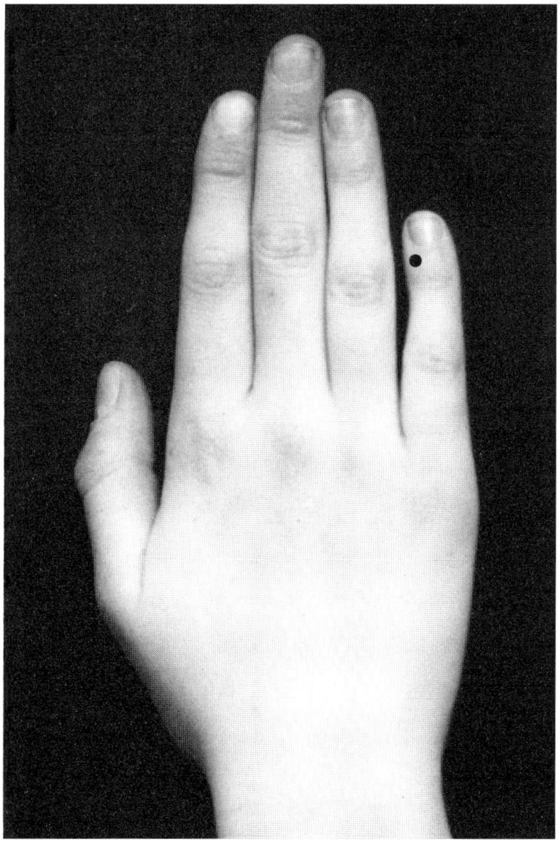

Abb. B 6.3 Herz 9

B 6.4 Dünndarm 3 = Dü 3

L: Beim Schließen der Hand zur Faust entsteht vor den Grundgliedern der Finger eine tiefe Querfalte. Verfolgt man sie bis zu ihrem ulnaren Ende, so findet man hier den Punkt **Dü 3**.

In: Schmerzen im Bereich der oberen BWS und Schulterregion, Tinnitus, Scheitelkopfschmerzen.

Punktkategorie: **Meisterpunkt der Spasmolyse; Kardinalpunkt; Tonisierungspunkt**

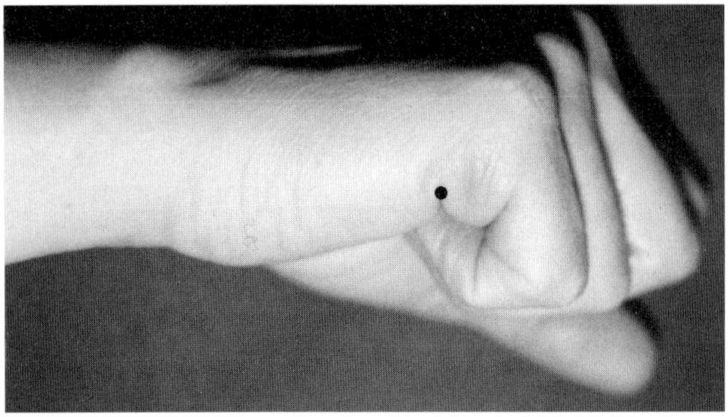

Abb. B 6.4 Dünndarm 3

B 6.5 Dünndarm 9 = Dü 9

L: Ein Cun oberhalb des Endes der hinteren Axillarfalte.

In: Schultergelenkschmerzen. Tinnitus.

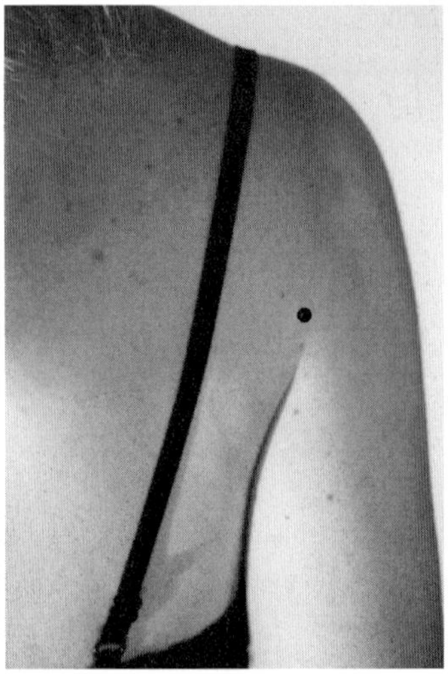

Abb. B 6.5 Dünndarm 9

C 6: Aktives Üben

▶ In **C 6: Aktives Üben** vertiefen Sie die Lokalisation der wichtigsten Punkte des Herzmeridians und des Dünndarmmeridians und üben die Unterscheidung wichtiger Indikationen.

C 6.1 Zeichnen Sie die Punkte **H 3**, **H 7** und **H 9** am Arm an!

C 6.2 Welcher dieser Punkte kommt bei der Indikation
a) Hypersekretion der Bronchien
b) Überforderungssyndrom
c) Nervosität, Lampenfieber
in Betracht?

C 6.3 Zeigen Sie die Punkte **Dü 3** und **Dü 9**!

C 6.4 Welche wichtigen Indikationen haben die Punkte **Dü 3** und **Dü 9**?

▶ In **D 6: Wiederholung** werden die wichtigsten Punkte bei *Kniegelenksschmerzen* und *Schultergelenksschmerzen* rekapituliert.

D 6: Wiederholung

D 6.1 Welche sieben Punkte gegen Knieschmerzen haben wir kennengelernt?
Bitte schreiben Sie die Punkte auf!

D 6.2 Zeichnen Sie die Punkte gegen Knieschmerzen am eigenen Kniegelenk an!

D 6.3 Welche Punkte gegen Schulterschmerzen haben Sie kennengelernt?

D 6.4 Zeigen Sie die sieben Punkte gegen Schulterschmerzen am Partner oder an einer Schulterskizze!

7. Lektion

▶ In **A 7: Lehrtext** werden der Meridianverlauf des Blasenmeridians und des Nierenmeridians besprochen.

A 7: Lehrtext

A 7.1 Der Blasenmeridian (Bl)

Der Meridian beginnt im Bereich des medialen Augenwinkels. Er zieht nahe der Mittellinie über den Schädel, bis er im Bereich der Nackenhaargrenze den Punkt **Bl 10** erreicht. Hier teilt sich der Meridian in einen äußeren und einen inneren Ast.
Der innere Ast verläuft zwischen **Bl 10** und **Bl 30** eineinhalb Cun lateral der Medianlinie des Rückens. Die Punkte **Bl 41** bis **Bl 54** liegen drei Cun lateral der Medianlinie des Rückens. Die Wiedervereinigung erfolgt im Kniegelenkbereich **Bl 40**.
Von dort zieht der Meridian im dorsolateralen Bereich des Unterschenkels zu den sprunggelenknahen Punkten **Bl 60** und **Bl 62**. Er endet im **Bl 67** zwei Millimeter proximal und lateral der Nagelfalz der kleinen Zehe.

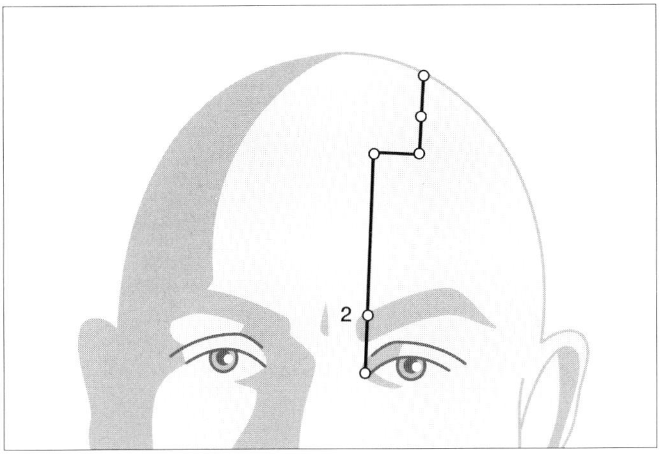

Abb. A 7.1a Blasenmeridian

A 7: Lehrtext

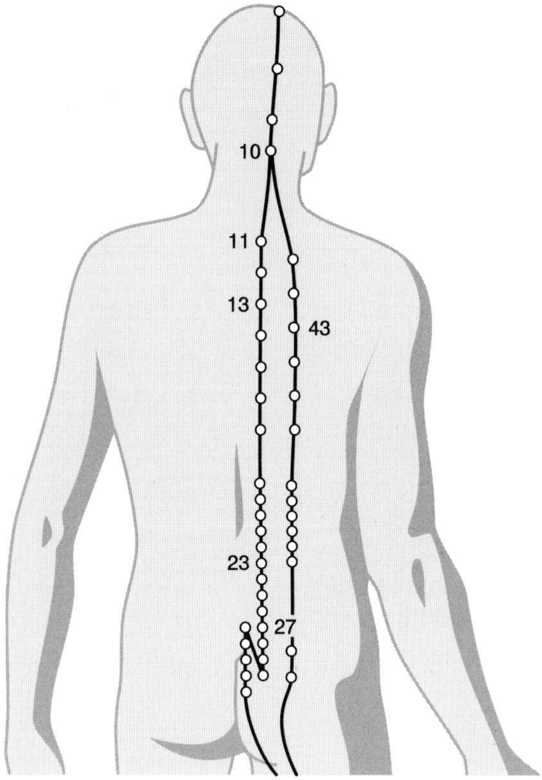

Abb. A 7.1b Blasenmeridian

A 7.2 **Tonisierungspunkt** ist **Bl 67**. Der **Sedativpunkt** findet sich in **Bl 65**. Der **Alarmpunkt** liegt wiederum auf dem Konzeptionsgefäß im Punkt **KG 3**.

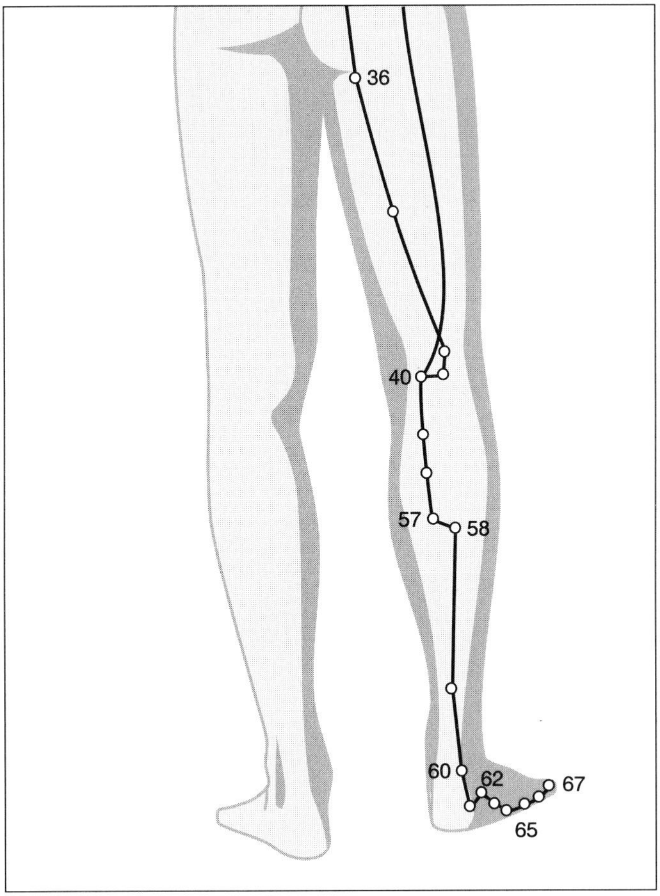

Abb. A 7.1c Blasenmeridian

A 7.3 Der Nierenmeridian (N)

Der Meridian entspringt plantar im Bereich proximal der Zehengrundgelenke etwa in Höhe der dritten Zehe. Einen Querfinger unterhalb des medialen Knöchels liegt **N 6**.

Am mediodorsalen Unterschenkel steigt der Meridian zur Kniegelenksregion hoch (**N 10**). Ein halbes Cun lateral der Medianlinie steigt der Meridian im Abdominalbereich aufwärts, um schließlich kaudal des Sternoclaviculargelenks zu enden.

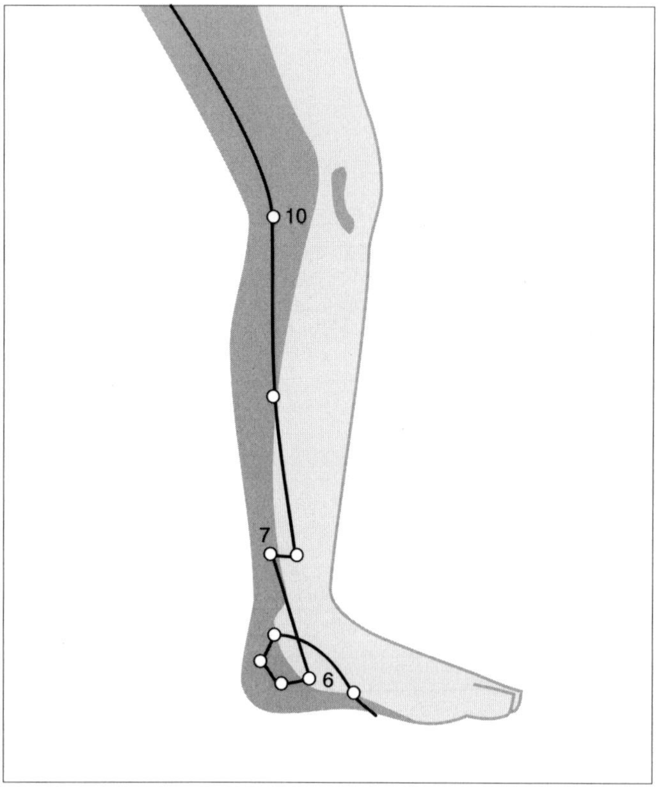

Abb. A 7.3a Nierenmeridian

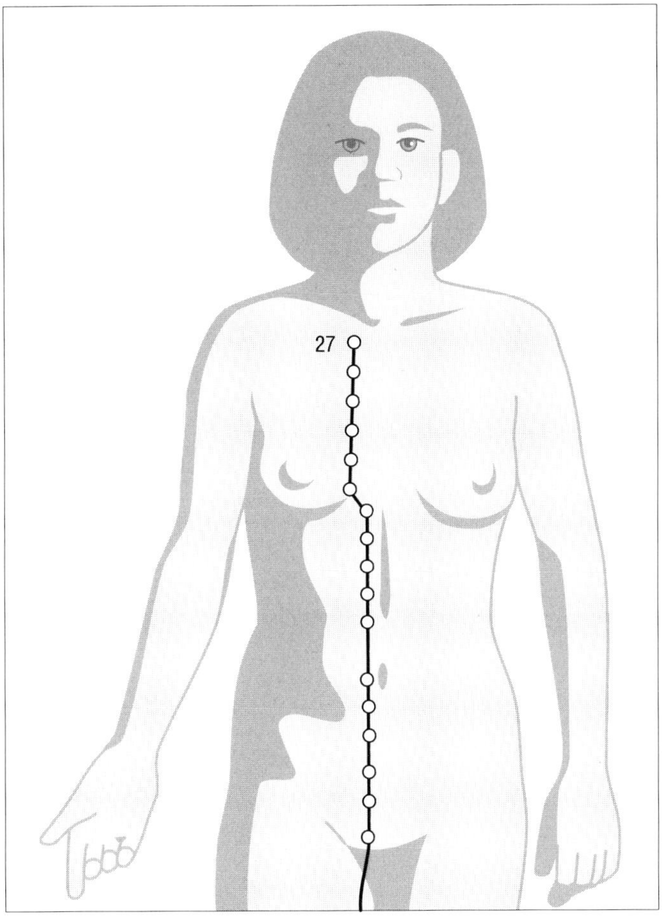

Abb. A 7.3b Nierenmeridian

A 7.4 **Tonisierungspunkt** ist **Niere 7**. Der Nierenmeridian hat **zwei Sedativpunkte N 1** und **N 2**. **Alarmpunkt** ist ein Punkt des Gallemeridians: **Gb 25**.

▶ In **B 7: Praxistext** werden drei Punkte des *Blasenmeridians* und zwei Punkte des *Nierenmeridians* besprochen.

B 7: Praxistext

B 7.1 Blase 40 = Bl 40

L: In der Mitte der Kniegelenksbeugefalte
In: Kniegelenksbeschwerden, Lumbalgie, Ischialgie,

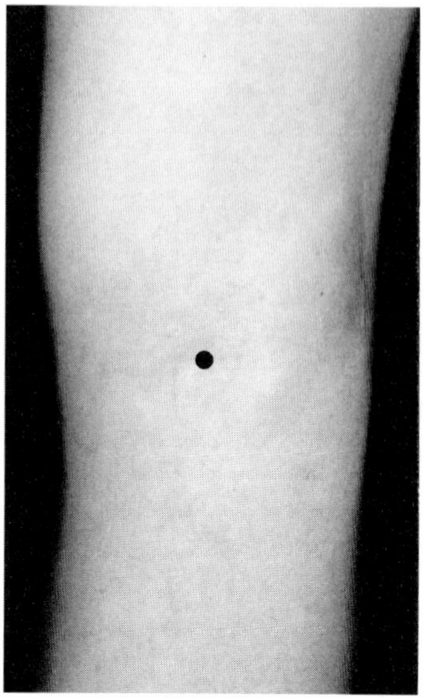

Abb. B 7.1 Blase 40

B 7.2 Blase 60 = Bl 60

L: In der Mitte einer horizontalen Linie zwischen der Spitze des Malleolus externus und der Achillessehne
In: Ödeme der Unterschenkel, Schmerzen im Meridianverlauf, insbesondere Rückenschmerzen, Schulterschmerzen, Kopfschmerzen.

◀◀ **Während einer Schwangerschaft für den Anfänger kontraindiziert!**

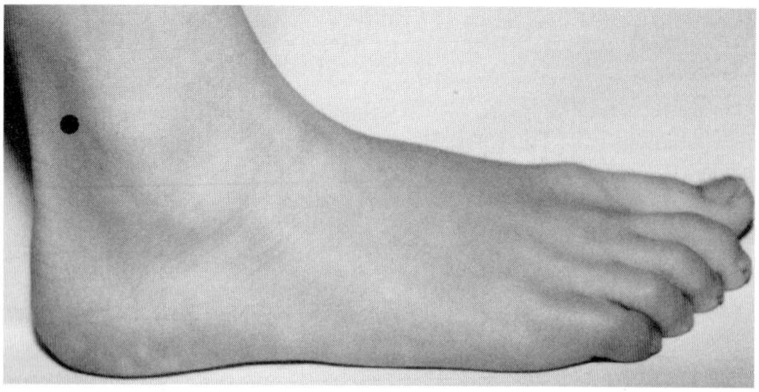

Abb. B 7.2 Blase 60

B 7.3 Blase 62 = B 62

L: Ein Cun unterhalb der Spitze des Malleolus externus
In: Kopfschmerzen, Schmerzen der LWS-Region, regelabhängige Beschwerden, Tinnitus, Epistaxis. Schwindel. Nervöse Schlafstörungen.

Punktkategorie: **Kardinalpunkt**

B 7: Praxistext

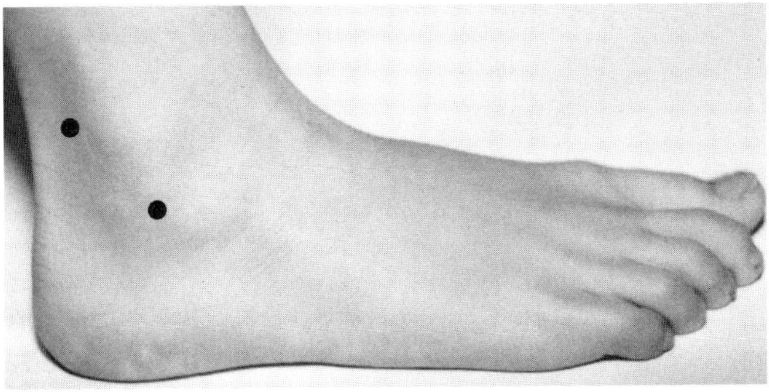

Abb. B 7.3 Blase 62 = unten (zum Vergleich Blase 60 oben)

B 7.4 Niere 6 = N 6

L: 1 Cun unterhalb der Spitze des Malleolus internus
In: Schlafstörungen. Regelabhängige Beschwerden. Pharyngotonsillitis.

Punktkategorie: **Kardinalpunkt**

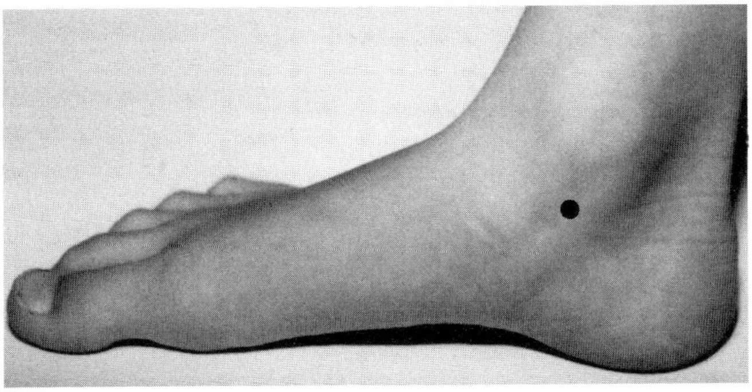

Abb. B 7.4 Niere 6

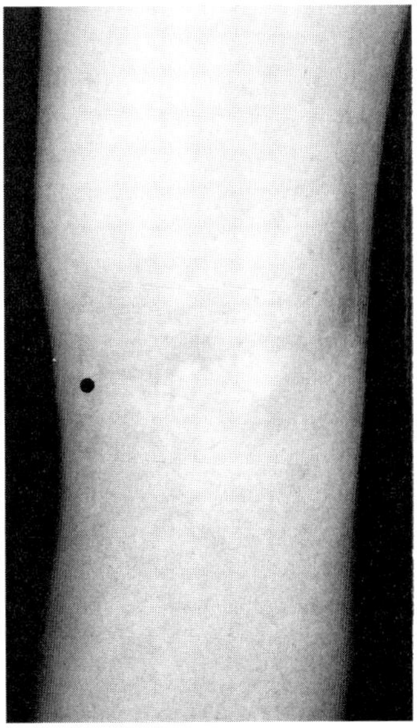

Abb. B 7.5 Niere 10

B 7.5 Niere 10 = Ni 10

L: Kniegelenksquerfalte, am medialen Ende zwischen den beiden dort tastbaren Sehnen (vgl. B 5.4 und B 5.7)
In: Knieschmerzen, Genitalerkrankungen.

C 7: Aktives Üben

▶ In **C 7: Aktives Üben** werden die Punkte der Knöchelregion sowie zwei Punkte der Knieregion trainiert.

C 7.1 Zeigen Sie im Knöchelbereich die Punkte
Ni 6
Bl 60
Bl 62

C 7.2 Welche wesentlichen Indikationen haben die Punkte **Ni 6, Bl 60** und **Bl 62**?

C 7.3 Wo liegen die Punkte **Ni 10** und **Bl 40** (zeige!) und welche wesentlichen Indikation haben **Ni 10** und **Bl 40**?

▶ In **D 7: Wiederholung** rekapitulieren Sie die Meisterpunkte und Punkte zum Einsatz bei Erkältungskrankheiten.

D 7: Wiederholung

D 7.1 Welche Meisterpunkte kennen Sie bislang?

D 7.2 Welche Indikation haben diese Meisterpunkte und wo liegen sie genau?

D 7.3 Welche Punkte können bei Erkältungskrankheiten in Betracht gezogen werden?

8. Lektion

▶ In **A 8: Lehrtext** lernen Sie Besonderheiten des Blasenmeridians kennen und suchen Verknüpfungen zur westlichen Medizin.

A 8: Lehrtext

A 8.1 Was versteht man unter „Akupunktur im Segment«?

- Neben der Behandlung von lokalen Schmerzpunkten und dem Einsatz indizierter Fernpunkte, sollte im Sinne der westlichen Medizin auch geprüft werden, in welchem Dermatom (Innervation der Haut), Sklerotom (Bindegewebe/ Periost), Myotom (Skelettmuskulatur) sich eine zu behandelnde Störung findet.
- Oft sind Punkte im Bereich des Blasenmeridians des betreffenden Segmentes zusätzlich zu den lokalen Schmerzpunkten druckempfindlich oder druckschmerzhaft. Diese Punkte können dann in den Behandlungsplan einbezogen werden.

A 8.2 Welche regionalen Punkte des Blasenmeridians am Rücken spielen bei Schulterschmerzen eine Rolle und kommen deshalb für die Akupunktur bei Schulterschmerzen in Frage?

Bl 11 L: 1,5 Cun von der Mittellinie des Rückens entfernt in der Höhe des unteren Randes des Dornfortsatzes Th 1

Bl 13 L: 1,5 Cun von der Mittellinie des Rückens entfernt in der Höhe des des unteren Randes des Dornfortsatzes Th 3. (Vgl. Abb. A 7.1b)

▷ **Daraus können wir ableiten, daß im Sinne einer segmentbezogenen Akupunktur bei Schulterschmerzen paravertebral nach druckschmerzhaften Punkten zu suchen ist.**

A 8.3 Welche regionalen Punkte des Blasenmeridians spielen bei LWS-Schmerzsyndromen eine Rolle und kommen deshalb für die Akupunktur in Frage?

Bl 23 L: 1,5 Cun lateral des unteren Randes des Dornfortsatzes L 2

Bl 24 L: 1,5 Cun lateral des unteren Randes des Dornfortsatzes L 3

Bl 25 L: 1,5 Cun lateral des unteren Randes des Dornfortsatzes L 4

Bl 26 L: 1,5 Cun lateral des unteren Randes des Dornfortsatzes L 5

Bl 27 L: Höhe Sakralloch S 1 im Bereich der Sakroiliakalgelenke (Vgl. Abb. A 7.1b)

▷ **Daraus ergibt sich, daß im Sinne einer segmentbezogenen Akupunktur bei LWS-Schmerzsyndromen paravertebral nach druckschmerzhaften Punkten zu suchen ist.**

B 8: Praxistext

▶ In **B 8: Praxistext** werden die Punkte zusammengefaßt, die beim LWS-Schmerzsyndrom zum Einsatz kommen.

Neben den unter A 8.3 besprochenen lokalen Blasenmeridian-Punkten kommen beim LWS-Syndrom folgende Punkte in Betracht:

B 8.1 Blase 40 = Bl 40 (vgl. B 7.1)

L: In der Mitte der Kniegelenksbeugefalte

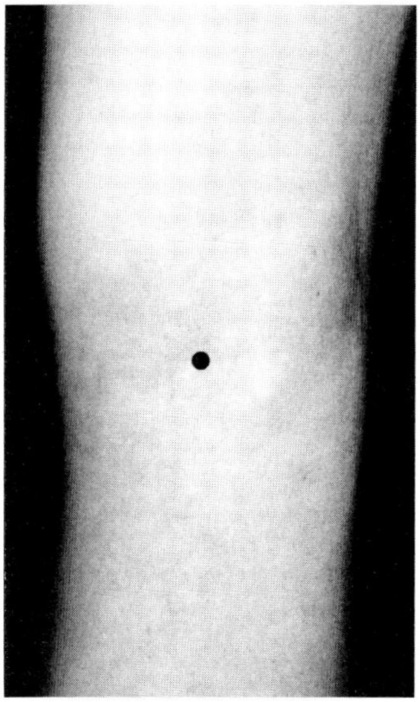

Abb. B 8.1 Blase 40

B 8.2 Blase 60 = Bl 60 (vgl. B 7.2)

L: In der Mitte einer horizontalen Linie zwischen der Spitze des Malleolus externus und der Achillessehne.

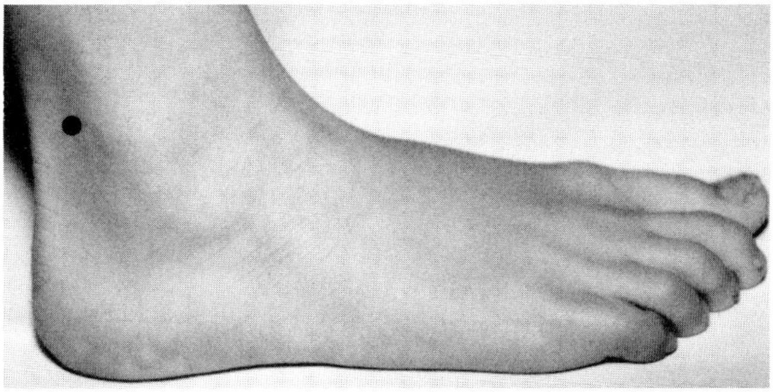

Abb. B 8.2 Blase 60

B 8.3 Blase 62 = Bl 62 (vgl. B 7.3)

L: Ein Cun unterhalb der Spitze des Malleolus externus

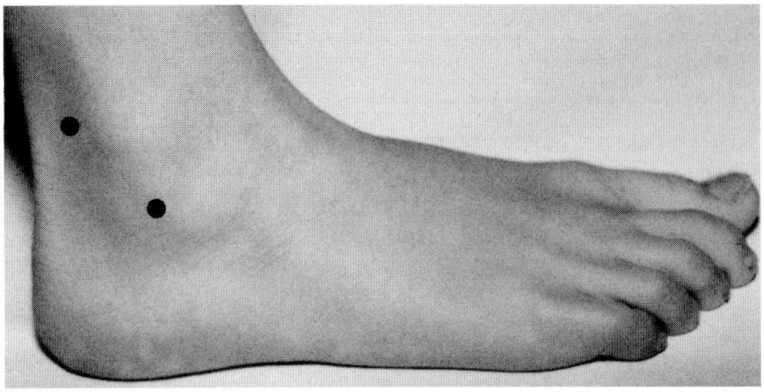

Abb. B 8.3 Blase 62 (zum Vergleich Blase 60 oben)

B 8.4 Gallenblase 41 = Gb 41 (vgl. B 10.2)

L: In einer Mulde distal der Basis von Os metatarsale 4 und 5

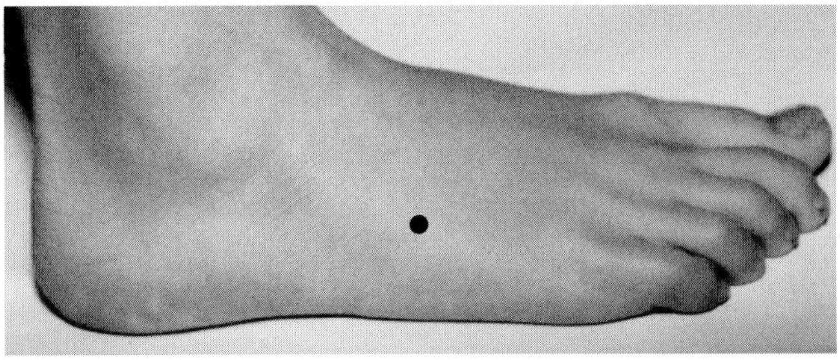

Abb. A 8.4 Gallenblase 41

B 8.5 Lenkergefäß 3 = LG 3 (vgl. B 11.1)

L: In der Mitte zwischen den Dornfortsätzen L 4/ L5

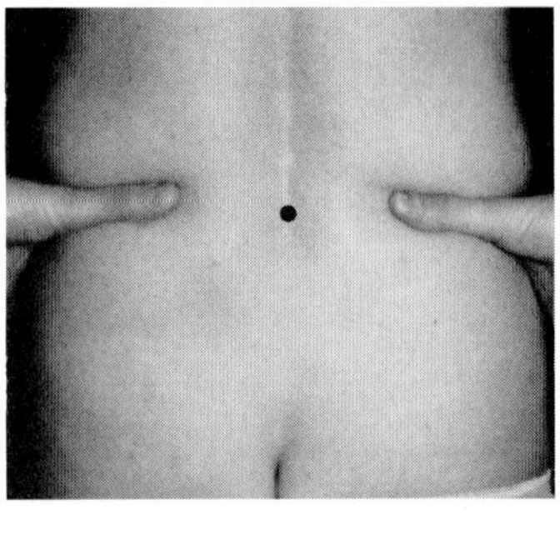

Abb. B 8.5 Lenkergefäß 3

C 8: Aktives Üben

▶ In **C 8: Aktives Üben** trainieren Sie die Lokalisation der Punkte bei LWS-Schmerzen und der Punkte bei Schulterschmerz.

C 8.1 Nennen Sie alle Ihnen bekannten Akupunkturpunkte gegen LWS-Schmerzen und zeigen Sie diese am Partner!

C 8.2 Nennen Sie alle Ihnen bekannten Akupunkturpunkte gegen Schulterschmerzen und zeigen Sie diese am Partner!

C 8.3 Zeichnen Sie den Punkt **Di 4** an sich selbst an. Wenn Sie wollen, desinfizieren Sie diesen Punkt lege artis und stechen Sie sich selber mit **Seirin »No. 1 C type« 0,16 x 30 mit Führungsröhrchen** (vgl. auch Tab. C 1.1) in diesem Akupunkturpunkt. Ggf. lesen Sie zuvor die Hinweise zu Kontraindikationen und Nebenwirkungen in Kapitel 13

▶ In **D 8: Wiederholung** werden die wichtigsten Punkte des *Blasenmeridians* und des *Nierenmeridians* rekapituliert.

D 8: Wiederholung

D 8. 1 Zeigen Sie die drei wichtigen Punkte im Knöchelbereich: **Ni 6, Bl 60, Bl 62** und nennen Sie die wichtigsten Indikationen!

D 8.2 Wo liegen die Punkte **Ni 10** und **Bl 40**?

9. Lektion

▶ In **A 9: Lehrtext** lernen Sie den Verlauf des Kreislauf-Sexualität-Meridians und des 3 Erwärmer-Meridians kennen.

A 9.1 Kreislauf – Sexualität-Meridian (KS)

Der Meridian entspringt mit **KS 1** unter der vorderen Achselfalte. Mit **KS 3** durchläuft der Meridian die Ellenbeugenmitte. **KS 6** findet sich mittig an der Unterarminnenseite 2 Cun oberhalb der Handgelenksquerfalte. Mit **KS 9** endet der Meridian an der proximalen, daumenseitigen Nagelfalz des Mittelfingers.

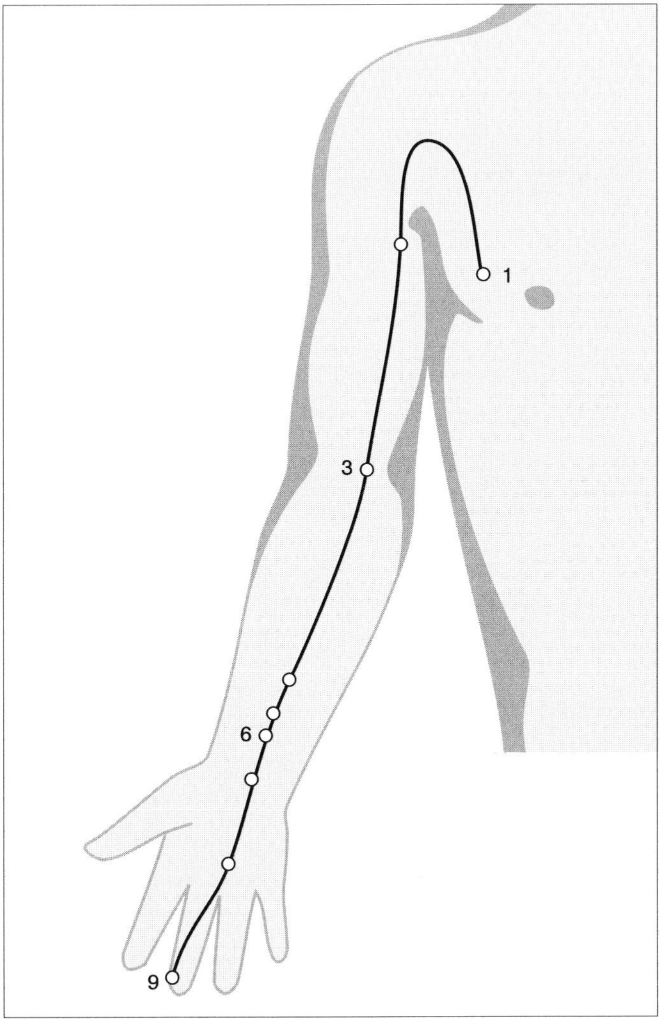

Abb. A 9.1 Kreislauf-Sexualität-Meridian

A 9.2 **Tonisierungspunkt** ist **KS 9**. Der **Sedativpunkt** wird im Punkt **KS 7** erreicht. Der **Alarmpunkt** findet sich auf dem Konzeptionsgefäß mit **KG 17**.

A 9.3 3 Erwärmer- Meridian (3 E)

Der 3Erwärmer-Meridian entspringt an der proximalen, ulnarseitigen Nagelfalz des Ringfingers. Nahe dem Punkt **3 E 10** passiert der Meridian den Bereich der Olecranonspitze. Auf halber Strecke zwischen dem Dornfortsatz des 7. Halswirbels und dem Akromion liegt der wichtige Punkt **3 E 15**. Von dort zieht der Meridian bis zum Ohr, um das Ohr herum und endet neben der lateralen Augenbraue im Punkt **3 E 23**.

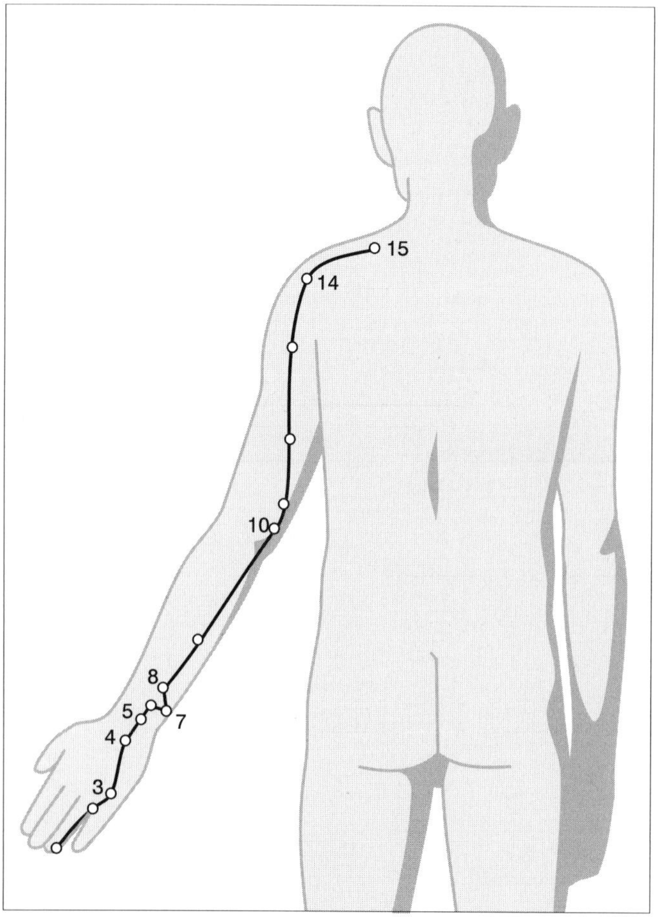

Abb. A 9.3a 3 Erwärmer-Meridian

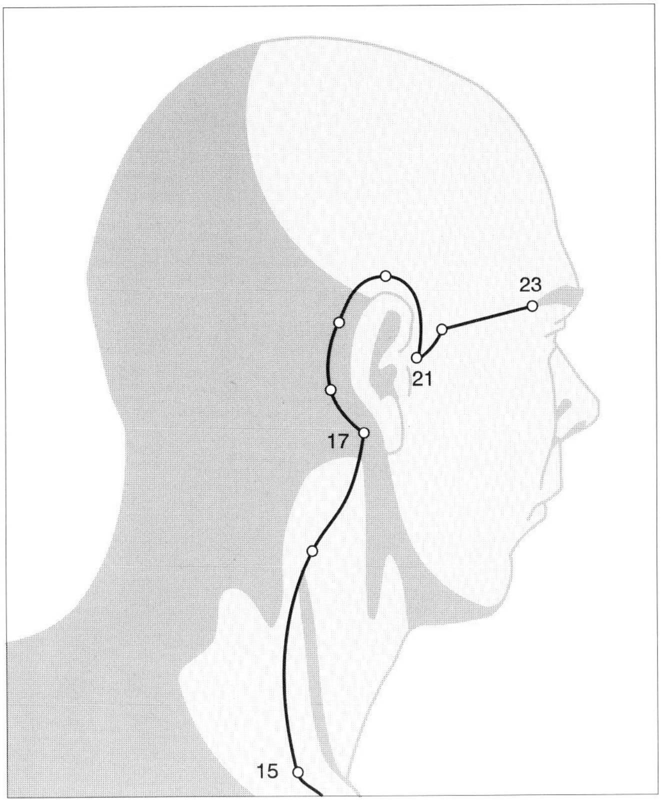

Abb. A 9.3b 3 Erwärmer-Meridian

A 9.4 **Tonisierungspunkt** ist **3 E 3**. Der **Sedativpunkt** entspricht **3 E 10**. **Alarmpunkte** finden sich in **KG 5, 7, 12, 17**.

B 9: Praxistext

▶ In **B 9: Praxistext** lernen Sie zwei wichtige Punkte des Meridians *»Kreislauf – Sexualität«* und des Meridians *»3 Erwärmer«* kennen:

B 9.1 Kreislauf – Sexualität 3 = KS 3

L: In der Mitte der Ellenbeuge, ulnarwärts neben der Sehne des M. biceps brachii
In: Kopfschmerz, Bronchitis, trockener Mund, Unruhe

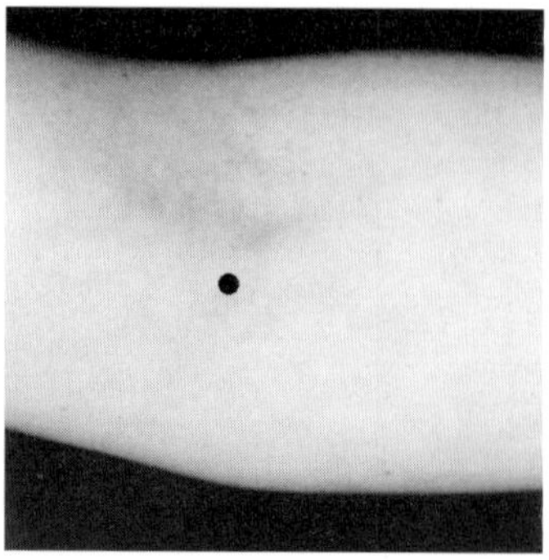

Abb. B 9.1 Kreislauf – Sexualität 3

B 9.2 Kreislauf – Sexualität 6 = KS 6

L: 2 Cun proximal der Handgelenkbeugefalte zwischen den Sehnen M. palmaris longus und M. flexor carpi radialis.
In: Thoraxschmerzen, Bauchschmerzen, Schlafstörungen, Hustenreiz, regulierende Wirkung auf das Kreislaufsystem.

Punktkategorie: **Kardinalpunkt**

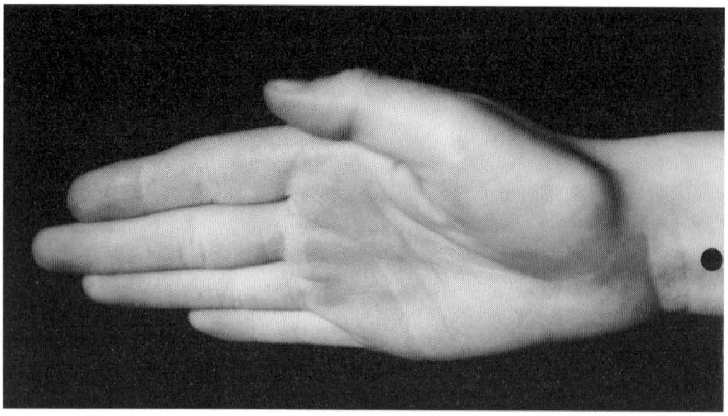

Abb. B 9.2 Kreislauf – Sexualität 6

B 9.3 3 Erwärmer 5 = 3 E 5

L: 2 Cun proximal der Dorsalfalte des Handgelenkes zwischen Ulna und Radius
In: Kopfschmerzen, insbesondere temporale und parietale Kopfschmerzen, Torticollis, Hauterkrankungen

Punktkategorie: **Meisterpunkt rheumatische Beschwerden, Kardinalpunkt**

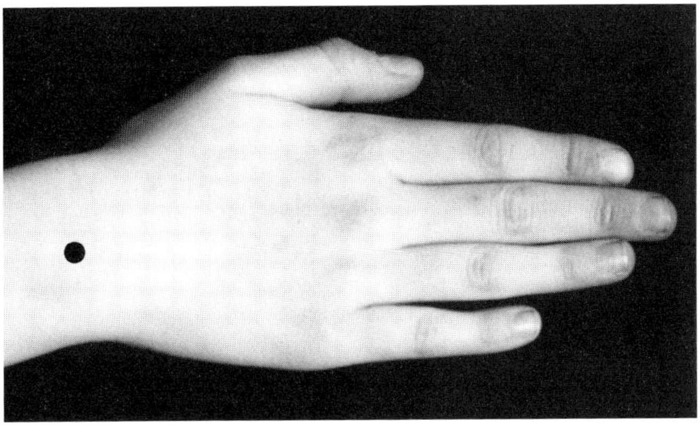

Abb. B 9.3 3 Erwärmer 5

B 9.4 3 Erwärmer 15 = 3 E 15

L: In der Mitte der Verbindungslinie zwischen lateralem Akromion und Dornfortsatz des Vertebra prominens (C 7)
In: Schulterschmerzen; insbesondere wenn dieser Punkt druckschmerzhaft ist, Wetterfühligkeit

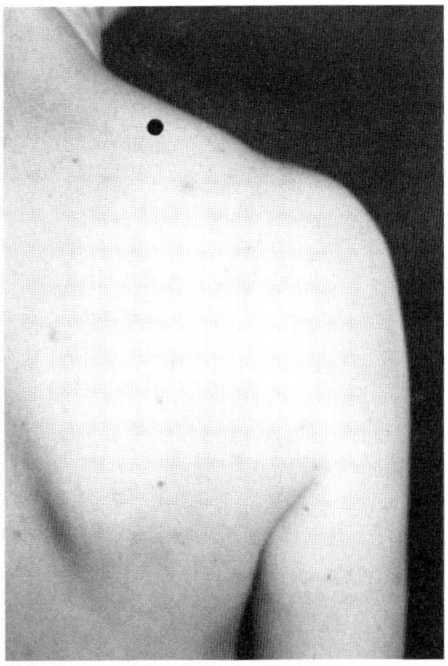

Abb. B 9.4 3 Erwärmer 15

▶ In **C 9: Aktives Üben** werden die wichtigsten Punkte des Meridians Kreislauf – Sexualität und des Meridians 3 Erwärmer trainiert.

C 9: Aktives Üben

C 9.1 Zeige am eigenen Arm den Punkt **KS 3** und **KS 6**!

C 9.2 Welche Indikationen haben **KS 3** und **KS 6**?

C 9.3 Zeige am eigenen Arm den Punkt **3 E 5** und **3 E 15**!

C 9.4 Welche Indikationen haben **3 E 5** und **3 E 15** ?

D 9: Wiederholung

▶ In **D 9: Wiederholung** rekapitulieren Sie die Kardinalpunkte sowie wichtige Punkte, die bei Schulterschmerzen und bei LWS-Schmerzen angewandt werden.

D 9.1 Was ist ein Kardinalpunkt?

D 9.2 Welche Kardinalpunkte haben wir bislang kennengelernt?

D 9.3 Nennen und zeigen Sie wichtige Lokalpunkte bei Schulterschmerzen!

D 9.4 Nennen und zeigen Sie wichtige Fernpunkte bei Schulterschmerzen!

D 9.5 Nennen und zeigen Sie wichtige Nahpunkte bei LWS-Schmerzen!

D 9.6 Nennen und zeigen Sie wichtige Fernpunkte bei LWS-Schmerzen!

10. Lektion

A 10: Lehrtext

▶ In **A 10: Lehrtext** lernen Sie den Verlauf des Gallenblasenmeridians und des Lebermeridians kennen.

A 10.1 Gallenblasenmeridian (Gb)

Der Gallenblasenmeridian zieht vom lateralen Augenwinkel (**Gb 1**) in einem gezackten Verlauf um das Ohr herum, in einem weiten Bogen zur Stirn zurück, wiederum in einem Bogen über die Schulterhöhe, laterale Thoraxwand in den Oberbauchbereich. In einem weiteren Bogen wird die laterale Hüftregion erreicht. Von dort zieht der Meridian lateral an der unteren Extremität entlang, um an der vierten Zehe zu enden.

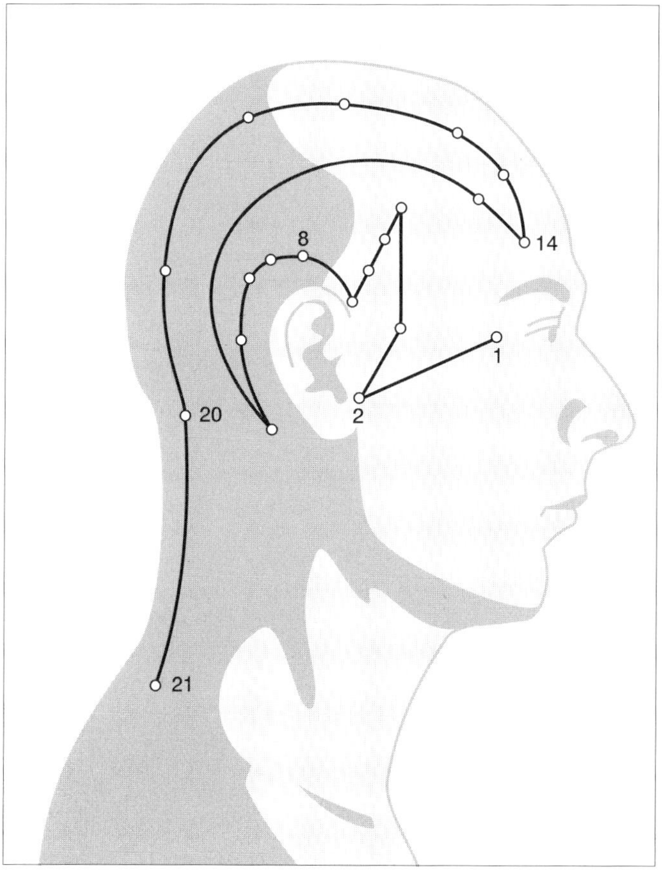

Abb. A 10.1a Gallenblasenmeridian

A 10: Lehrtext

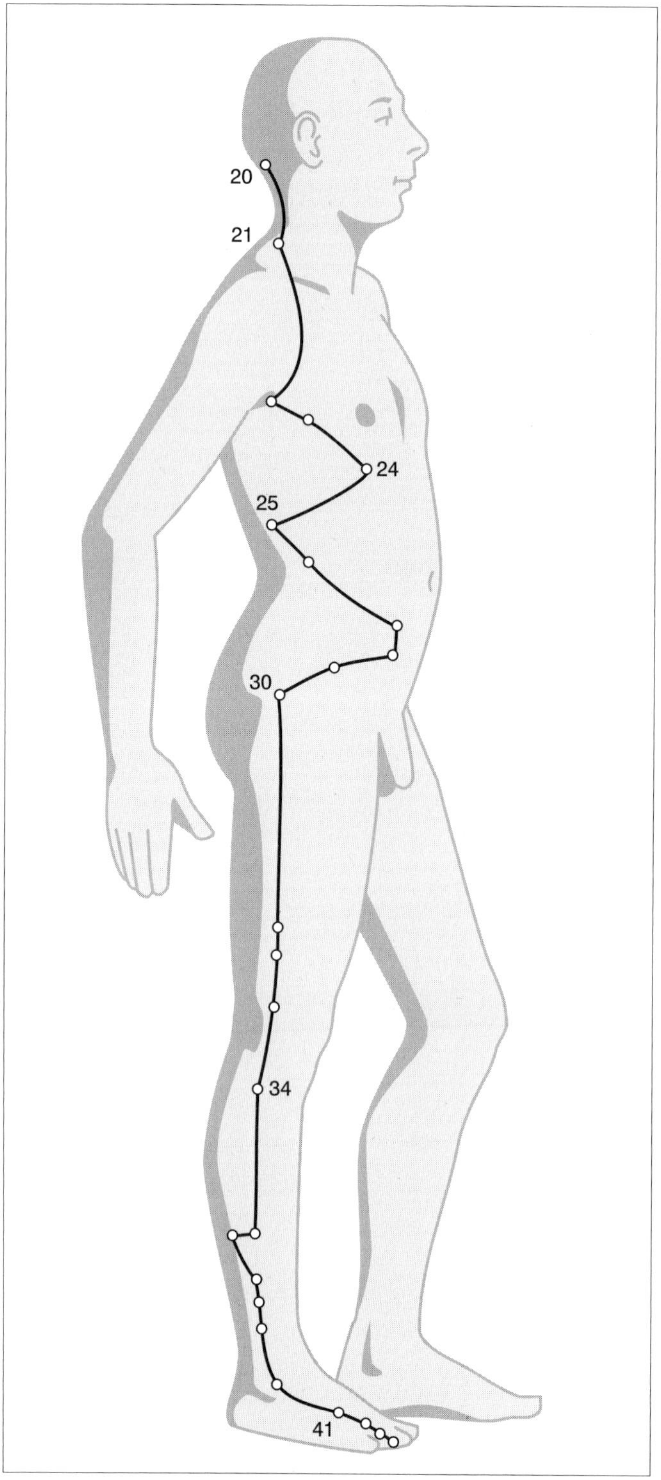

Abb. A 10.1b Gallenblasenmeridian

A 10.2 **G 43** ist der **Tonisierungspunkt. G 38** ist der **Sedativpunkt. Alarmpunkte** sind **G 23** und **G 24.**

A 10.3 Der Lebermeridian (Le)

Der Lebermeridian zieht von **Leber 1** an der Großzehe an der medialen Seite der unteren Extremität zum Abdomen und endet an der lateralen Thoraxwand im 6. ICR unter der Mamille.

A 10.4 **Tonisierungspunkt** ist **Leber 8. Sedativpunkt** ist **Leber 2**. Der **Alarmpunkt** findet sich in **Leber 14.**

A 10: Lehrtext

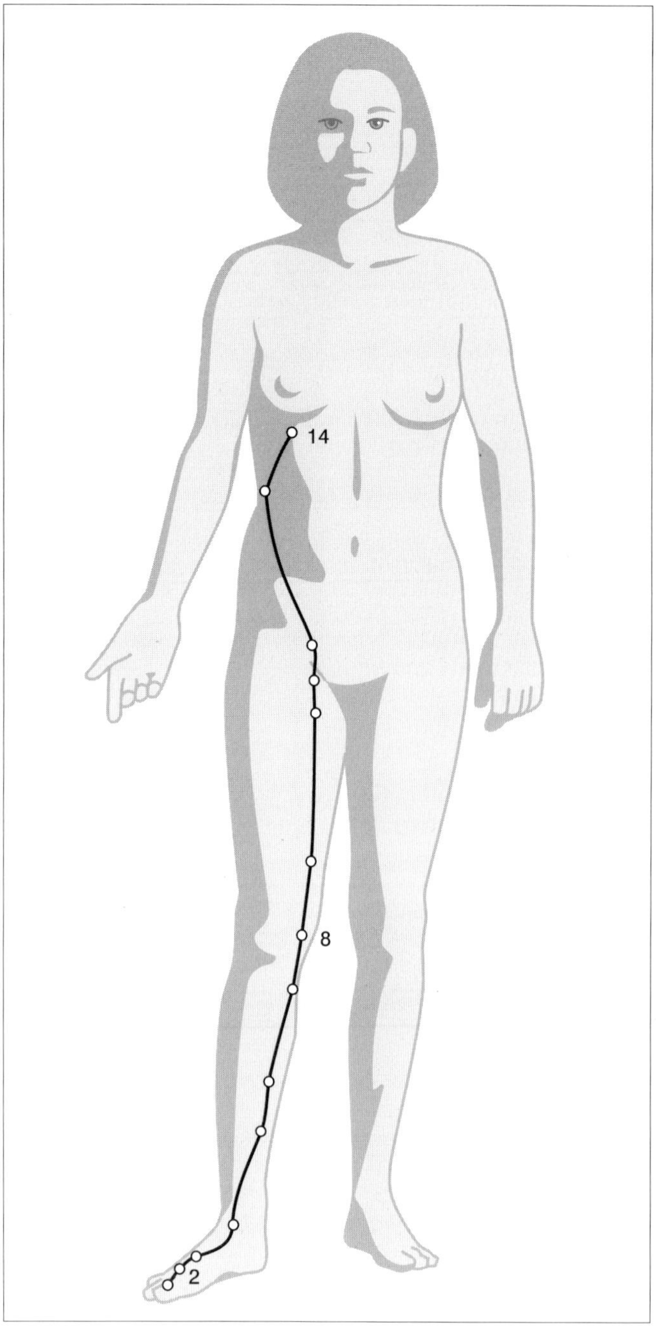

Abb. A 10.3 Lebermeridian

B 10: Praxistext

▶ In **B 10: Praxistext** werden zwei Punkte des *Gallenblasenmeridians* und ein Punkt des *Lebermeridians* besprochen.

B 10.1 Gallenblase 34 = Gb 34 (vgl. B 5.5)

L: Bei gebeugtem Knie in einer Mulde ventral des Unterrandes des Fibulaköpfchens
In: Kniegelenkserkrankungen, psychische Störungen, rheumatoide Erkrankungen

Punktkategorie: **Meisterpunkt der Sehnen und Muskeln**

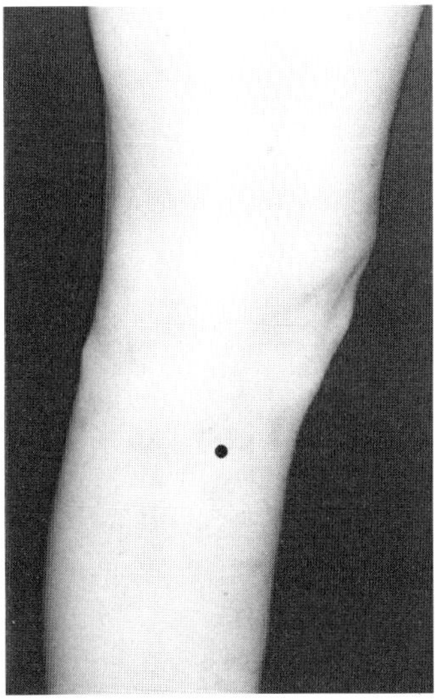

Abb. B 10.1 Gallenblase 34

B 10.2 Gallenblase 41 = Gb 41 (vgl. B 5.6)

L: In einer Mulde distal der Basis von Metatarsale 4 und 5
In: Ohrerkrankungen, Schwindel, Kopfschmerz in der Mastoidgegend

Punktkategorie: **Meisterpunkt mit Wirkung auf alle Gelenkerkrankungen und rheumatischen Beschwerden. Kardinalpunkt**

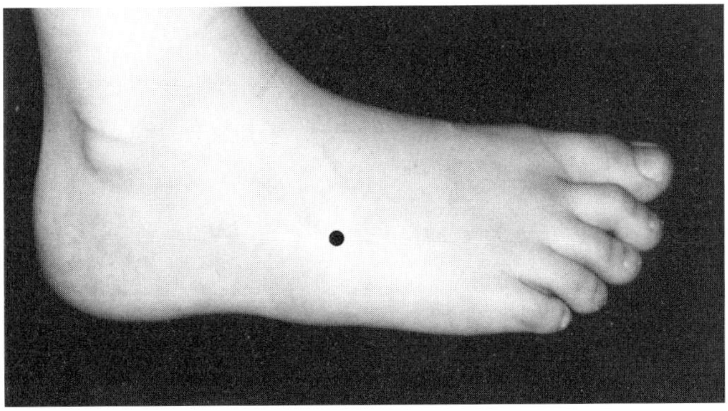

Abb. B 10.2 Gallenblase 41

B 10.3 Leber 8 = Le 8 (vgl. B. 5.7)

L: Benachbart zum Punkt Niere 10 am medialen Ende der Kniegelenksquerfalte dorsal der Tuberositas tibiae, medial der Sehnen der Musculi semitendinosus und semimembranosus, bei gebeugtem Knie

In: Wandernde Schmerzen in den verschiedenen Körperregionen, Kniegelenkserkrankungen, Impotenz, zusätzlich psychisch und somatisch stabilisierend.

Punktkategorie: **Tonisierungspunkt**

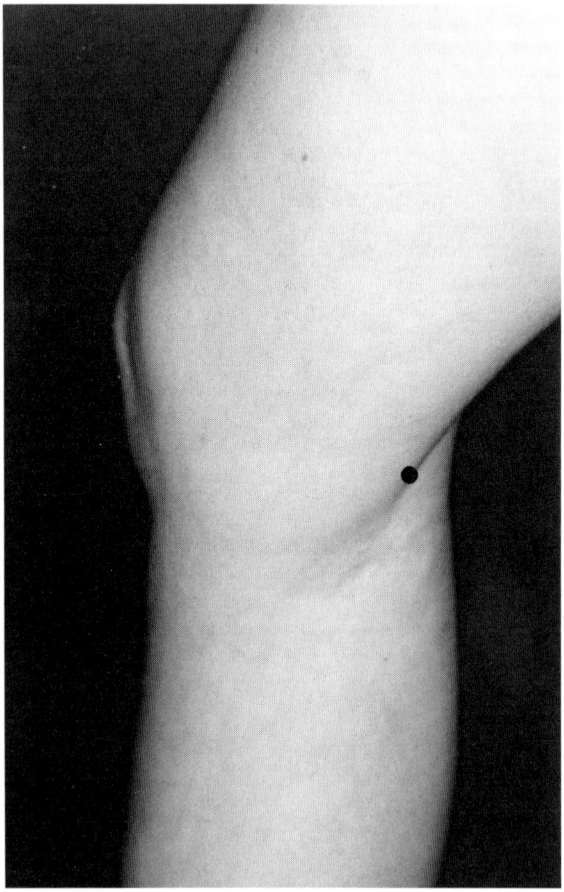

Abb. B 10.3 Leber 8

C 10: Aktives Üben

▶ In **C 10: Aktives Üben** trainieren Sie wichtige Punkte des Gallenblasenmeridians und des Lebermeridians.

C 10.1 Zeigen Sie die Punkte **Gb 34** und **Gb 41** am eigenen Körper!

C 10.2 Welche Indikation haben **Gb 34** und **Gb 41**?

C 10.3 Zeigen Sie den Punkt **Le 8** am eigenen Körper!

C 10.4 Welche Indikation hat **Le 8**?

D 10: Wiederholung

▶ In **D 10: Wiederholung** rekapitulieren Sie die Meisterpunkte und wichtige Punkte der Meridiane »Kreislauf-Sexualität« und »3 Erwärmer«.

D 10.1 Welche Meisterpunkte haben wir bislang besprochen und welche Indikationen haben sie?

D 10.2 Zeigen Sie die Punkte **KS 3, KS 6, 3 E 5, 3 E 15**!

D 10.3 Nennen Sie die wichtigsten Indikationen von **KS 3, KS 6, 3 E 5, 3 E 15**!

11. Lektion

▶ In **A 11: Lehrtext** erhalten Sie einen kurzen Überblick über den Verlauf des Lenkergefäßes und des Konzeptionsgefäßes.

A 11: Lehrtext

A 11.1 Das Lenkergefäß (LG)

Der Meridian zieht vom Os coccygis in der Mittellinie über die Dornfortsätze in der Mittellinie zur Nase und endet unter der Oberlippe im Mund.

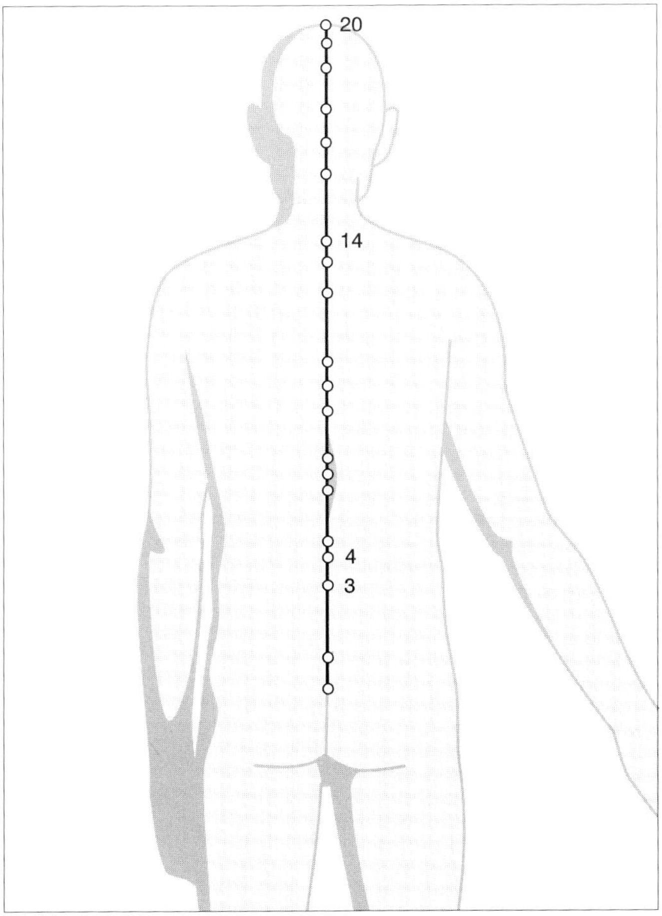

Abb. A 11.1a Lenkergefäß

A 11: Lehrtext

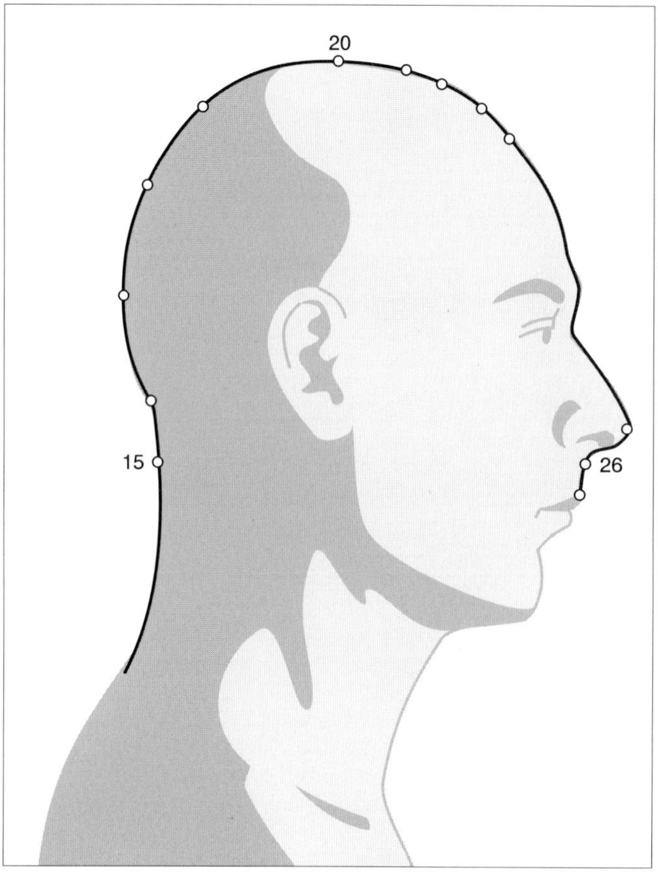

Abb. A 11.1b Lenkergefäß

A 11.2 Das Konzeptionsgefäß (KG)

Das Konzeptionsgefäß beginnt im Dammbereich und verläuft in der vorderen Mittellinie bis unter den Mund.

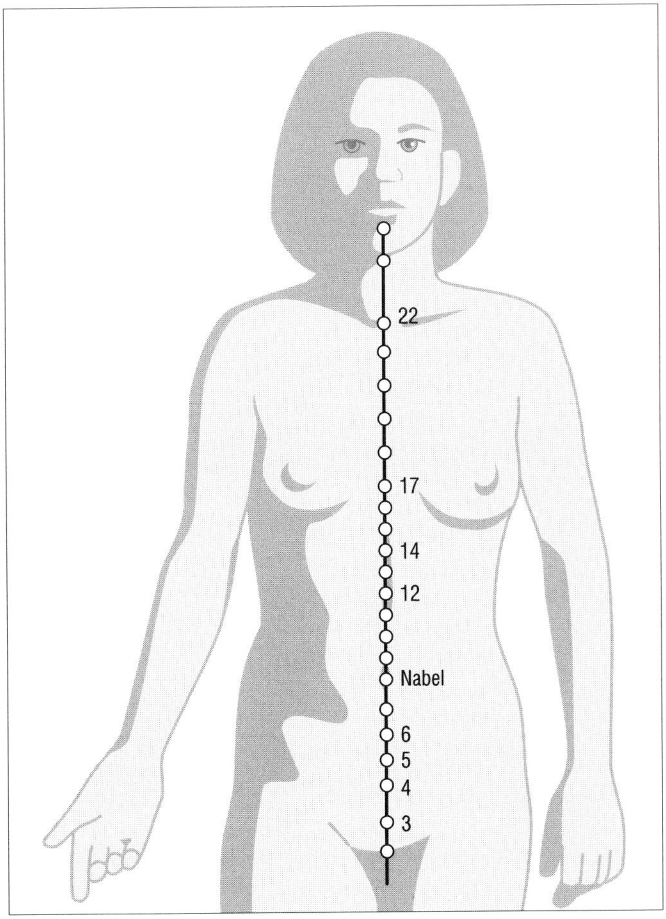

Abb. A 11.2 Konzeptionsgefäß

A 11.3 Was ist die Besonderheit dieser beiden Meridiane?

Das Lenkergefäß und das Konzeptionsgefäß liegen auf der Mittellinie der Körperlängsachse. Deshalb sind diese beiden Meridiane nicht paarig angelegt.
Einen Tonisierungspunkt, Sedativpunkt und Alarmpunkt gibt es für diese Meridiane nicht.

B 11: Praxistext

▶ In **B 11: Praxistext** lernen Sie je zwei wichtige Punkte des Meridians *Lenkergefäß* und des Meridians *Konzeptionsgefäß* kennen.

B 11.1 Lenkergefäß 3 = LG 3

L: In der dorsalen Mittellinie zwischen den Dornfortsätzen L 4/ L5: Hilfslinie ist der Beckenkamm
In: Lumboischialgie, Urogenitalerkrankungen

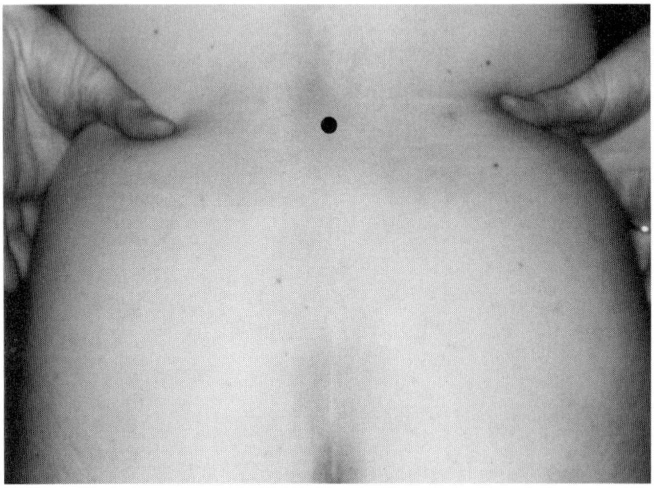

Abb. B 11.1 Lenkergefäß 3

B 11.2 Lenkergefäß 14 = LG 14

L: In der dorsalen Mittellinie zwischen Dornfortsatz C 7/ Th 1
In: HWS-Syndrom, okzipitale Kopfschmerzen, Asthma, Infektionskrankheiten

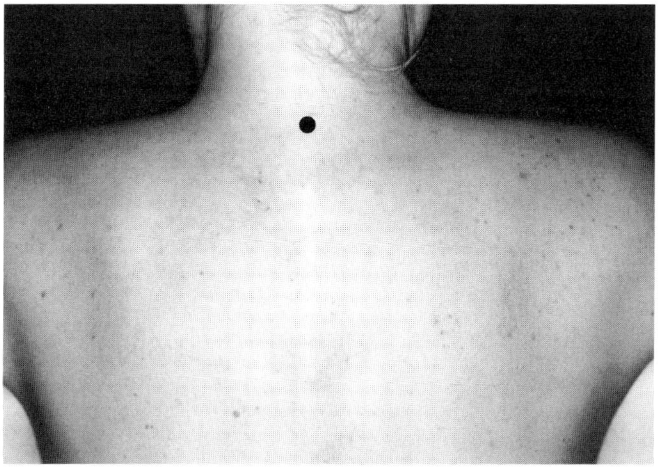

Abb. B 11.2 Lenkergefäß 14

B 11.3 Konzeptionsgefäß 3 = KG 3

L: Auf der ventralen Medianlinie oberhalb der Symphyse: die Strecke Symphyse – Nabel wird in fünf gleiche Teile geteilt: der Punkt **KG 3** liegt am Ende des ersten Fünftels – von der Symphyse aus gesehen
In: Blasenfunktionsstörungen, stechende Unterbauchschmerzen

Punktkategorie: **Alarmpunkt des Blasenmeridians.**

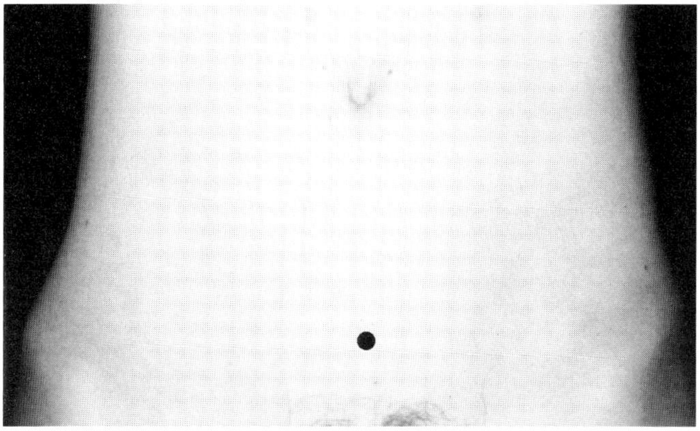

Abb. B 11.3 Konzeptionsgefäß 3

C 11: Aktives Üben

▶ In **C 11: Aktives Üben** trainieren Sie wichtige Punkte der Meridiane Lenkergefäß und Konzeptionsgefäß.

C 11.1 Zeigen Sie die Punkte **LG 3** und **LG 14**!

C 11.2 Welche Indikationen haben die Punkte **LG 3** und **LG 14**?

C 11.3 Zeigen Sie den Punkt **KG 3**!

C 11.4 Welche Indikationen hat der Punkt **KG 3**?

▶ In **D 11: Wiederholung** rekapitulieren Sie die wichtigsten Punkte des Gallenblasenmeridians und des Lebermeridians.

D 11: Wiederholung

D 11.1 Zeigen Sie die Punkte **Gb 34** und **Gb 41**!

D 11.2 Zeigen Sie den Punkt **Le 8**!

D 11.3 Nennen Sie die Hauptindikationen der Punkte **Gb 34, Gb 41**und **Le 8**!

12. Lektion

▶ In **A 12: Lehrtext** wird der Begriff »Mikrosysteme« besprochen.

A 12: Lehrtext

A 12.1 Was sind Mikrosysteme?

Mikrosysteme beschreiben die Abbildung (Repräsentation) des Körpers auf einen Teil seiner Oberfläche.
Paul Nogier beschrieb z. B. die Repräsentation des menschlichen Körpers auf die Ohrmuschel. Die Idee dazu kam ihm, als er Patienten befragte, die Kauterisationsnarben an der Ohrmuschel aufwiesen. Sie berichteten ihm, daß orientalische »Heiler« bei LWS-Schmerzen durch die Kauterisation Schmerzlinderung bewirkt hatten.
Nogier fand heraus, daß die Ohrmuschel mnemotechnisch einem Foetus gleicht, der auf dem Kopf steht. Im Rahmen des *Internationalen Symposions für Ohrakupunktur* stellte Frank Bahr 1994 in Lyon die Projektion der Meridiane auf der Ohrmuschel vor. Dieses Mikrosystem bezeichnet man demnach als **Ohrakupunktur** (Aurikulotherapie oder auch Aurikulomedizin).
Weitere Mikrosysteme sind **Yamamotos New Scalp Akupuncture (YNSA)** (Beschreibung von Repräsentationszonen im Bereich des Schädels) und die **Handakupunktur**. Auch die **Fußreflexzonen** (Fitzgerald) entsprechen letztlich einem solchen Mikrosystem-Gedanken.

A 12: Lehrtext

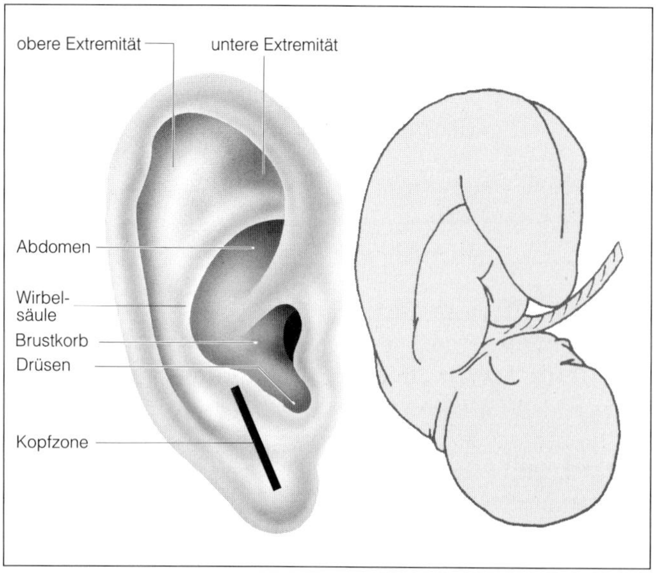

Abb. A 12.1a Die Ähnlichkeit des Ohres mit einem Foetus Schematische Darstellung des Ohres / Die Ähnlichkeit seiner Korrelationen mit der Foetuslage (Nach *Nogier, P.* »Lehrbuch der Auriculotherapie«, Maisonneuve, 1973) (Aus: *Linde, N.* Ohrakupunktur, 2. Aufl. Sonntag, Stuttgart 1999)

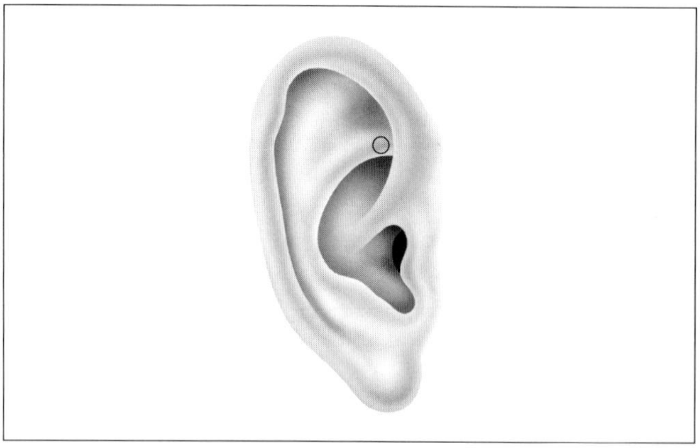

Abb. A 12.1b Von Nogier wurden Konterisationsnarben an der Ohrmuschel beobachtet. Diese entsprachen dem LWS Segment L 4/5 (Aus: *Linde, N.* Ohrakupunktur, 2. Aufl. Sonntag, Stuttgart 1999)

▶ In **B 12: Praxistext** lernen wir einiges zur differenzierten Kopfschmerztherapie.

B 12: Praxistext

B 12.1 Wir haben eine Reihe von Punkten gegen Kopfschmerzen kennengelernt. Kennen Sie sie noch?

Es waren allesamt Fernpunkte: **Lunge 11** am Daumen, **Dickdarm 4** auf dem Muskelwulst zwischen Daumen und Zeigefinger, **Dickdarm 11** im Ellenbogenbereich. **Magen 36** am Unterschenkel und **Magen 44** am Fuß gehören genauso wie **Blase 60** und **Blase 62** in diesen Indikationsbereich.
Zuletzt lernten wir **Kreislauf Sexualität 3, Drei Erwärmer 5, Gallenblase 41** und **Lenkergefäß 14** kennen.

B 12.2 Welche Punkte setzt man für Stirnkopfschmerzen ein?

Di 4
Ma 44
Gb 34
3 E 5

B 12.3 Welche Punkte setzt man für Schläfenkopfschmerzen ein?

3 E 5
Di 4
Ma 44
Gb 41

B 12.4 Welche Punkte setzt man für Scheitelkopfschmerzen ein?

Bl 60
Bl 62
Di 4
LG 14

B 12: Praxistext

B 12.5 Welche Punkte setzt man für Hinterhauptkopfschmerzen ein?

Di 4
Bl 60
Bl 62
Lu 7

B 12.6 Welche Punkte setzt man für Nackenkopfschmerzen ein?

Bl 60
Bl 62
LG 14

B 12.7 Welche Punkte setzt man für Oberkiefer betonte Kopfschmerzen ein?

M 44

B 12.8 Welche Besonderheiten der Kopfschmerzcharakteristik sollte man noch kennen?

Bei krampfhaftem Schmerzcharakter bietet sich **Dü 3** an.
Der agitiert unruhige Patient wird zusätzlich einen oder mehrere beruhigende Punkte erhalten:
Bl 62, KS 6, M 36, Ni 6, Lu 5, He 3.

▶ In **C 12: Aktives Üben** trainieren Sie die Behandlung eines Kopfschmerzpatienten.

C 12: Aktives Üben

C 12.1 Zeigen Sie vier Punkte gegen Stirnkopfschmerzen!

C 12.2 Zeigen Sie vier Punkte gegen Schläfenkopfschmerzen!

C 12.3 Zeigen Sie vier Punkte gegen Scheitelkopfschmerzen!

C 12.4 Zeigen Sie vier Punkte gegen Hinterhauptkopfschmerzen!

C 12.5 Zeigen Sie drei Punkte gegen Nackenschmerzen!

▶ In **D 12: Wiederholung** rekapitulieren Sie Punkte der Handregion und der Fußregion.

D 12: Wiederholung

D 12.1 Benennen Sie die in Abb. D 12.1 eingezeichneten Handpunkte!

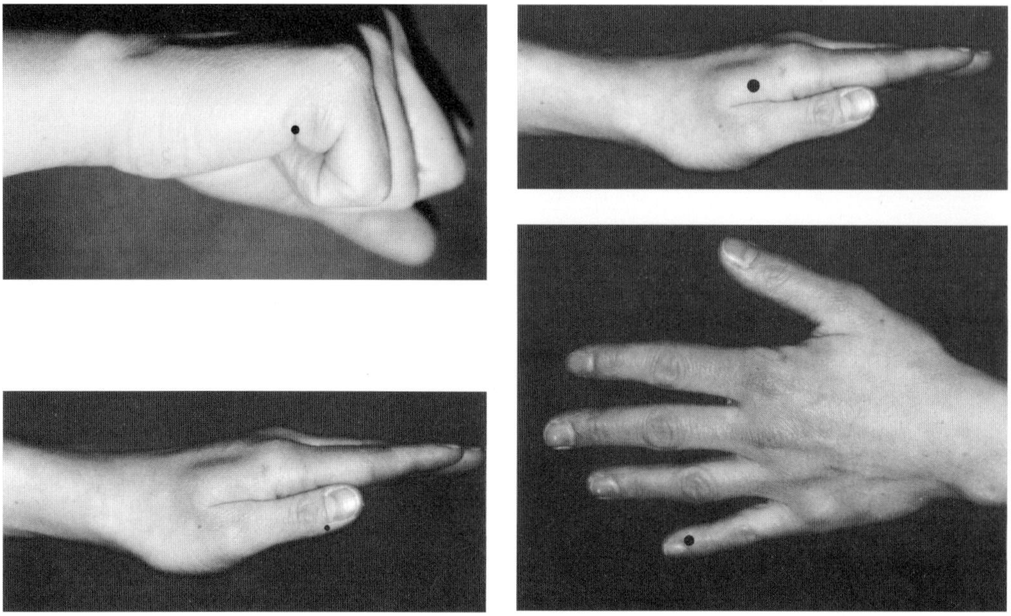

Abb. D 12.1 Handpunkte

D 12: Wiederholung

D 12.2 Benennen Sie die in Abb. D 12.2 eingezeichneten Fußpunkte!

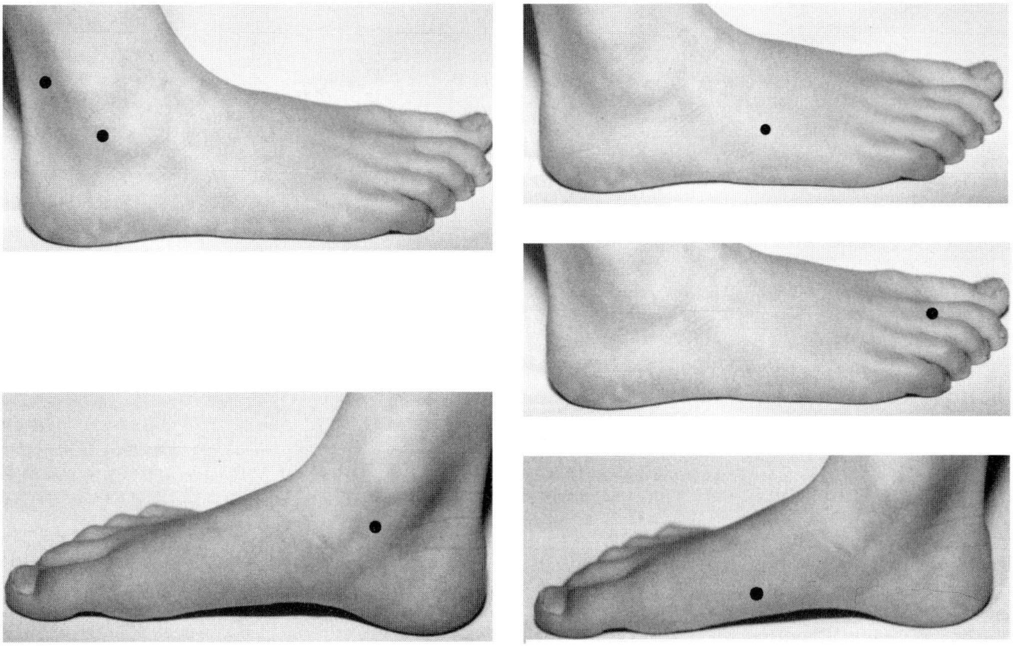

Abb. D 12.2 Fußpunkte

D 12.3 Nennen Sie die Indikationen der in Abb. D 12.1 eingezeichneten Handpunkte!

D 12.4 Nennen Sie die Indikationen der in Abb. D 12.2 eingezeichneten Fußpunkte!

13. Lektion

A 13: Lehrtext

▶ In **A 13: Lehrtext** werden die wesentlichen **Kontraindikationen** und **Nebenwirkungen** besprochen.

A 13.1 Welche Kontraindikationen gibt es bei der Akupunkturtherapie zu beachten?

◀◀ **Relative Kontraindikationen sind bestehende Schwangerschaft, Metallallergie, konsumierende Erkrankungen und Hauterkrankungen am Akupunkturpunkt.**

A 13.2 Wann ist die Schwangerschaft eine Kontraindikation für die Akupunkturtherapie?

Der Anfänger sollte die Akupunktur **nicht bei schwangeren Frauen** durchführen. Es gibt eine Reihe wirksamer Punkte, die in der Schwangerschaft allenfalls von erfahrenen Akupunkturärzten und/oder Gynäkologen genadelt werden und bei versehentlicher Nadelung durchaus Wehen auslösen können.

A 13.3 Ist eine Metallallergie eine absolute Kontraindikation gegen die Akupunktur?

Wenn in der Anamnese eine **Metallallergie** besteht, ist **besondere Vorsicht** geboten. Die exakte Legierung einer Akupunkturnadel ist meist nicht bekannt. Besteht eine wichtige Akupunkturindikation, so kläre ich den Patienten über die Möglichkeit einer Reaktion auf. Möchte er weiterhin die Behandlung, so beginne ich die Behandlung mit einer oder wenigen Nadeln an im Alltag kleidungsbedeckten Hautarealen. Tritt eine Reaktion auf, so ist diese weniger störend. Zeigt sich in den nächsten 7–10 Tagen keine erkennbare Reaktion, so behandele ich mit dem gleichen Nadeltyp in den folgenden Sitzungen weiter.

A 13.4 Warum stellt eine **konsumierende Erkrankung** eine **relative Kontraindikation** zur Akupunktur dar?

Die Akupunkturtherapie gehört zu den **Regulationstherapien**. Es ist eine allgemeine Erfahrung, daß diese Therapieformen bei schweren Allgemeinerkrankungen wie z. B. einer konsumierenden Erkrankung nicht mehr so gut wirken.

▷ Dennoch stellt eine konsumierende Erkrankung keine absolute Kontraindikation zur Akupunkturbehandlung dar.

A 13.5 Wie sind **Hauterkrankungen** im Rahmen der Akupunkturtherapie einzuschätzen?

Punkte z. B. des Lungenmeridians werden gerne bei Hauterkrankungen angewandt.

◀◀ Trotzdem sollte es vermieden werden, Akupunkturpunkte zu nadeln, die selbst entzündliche Veränderungen zeigen. Hiervon wird allenfalls der erfahrene Akupunkturarzt und/oder Hautarzt bei begründeter Indikation einmal eine Ausnahme machen.

A 13.6 Welches sind die **wichtigsten Komplikationen** im Rahmen der Akupunkturbehandlung?

- Im Rahmen der Akupunkturbehandlung ist eine **orthostatische Dysregulation** möglich. Besonders Patienten, die bei Blutentnahmen zum Kollapsereignis neigen, sind gefährdet. Eine *Kollaps-/ Synkopen-Anamnese* ist ein wichtiges Hilfsmittel, besonders gefährdete Patienten zu erkennen.
- Eine **Metallallergie** ist eine seltene Komplikation.
- Unangenehm sind **Verletzungen** durch die Akupunktur z. B. der **Pneumothorax** (**besondere Vorsicht** ist geboten bei den Punkten des Blasenmeridians, die im Thoraxbereich liegen). Solche Verletzungen müssen durch entsprechende Vorsicht mit absoluter Sicherheit vermieden werden.
- **Infektionen, nervale Verletzungen, Blutungen** und **blaue Flecken** sind Probleme, die aus der ärztlichen Berufspraxis hinreichend bekannt sind und deren Vermei-

dung bzw. deren Risikominimierung dem Arzt aufgrund seiner Ausbildung nicht schwerfallen. Im Zweifelsfall schlage man in der entsprechenden Literatur (Anatomie, Hygiene, Punktionstechnik) nach.

- Eine weitere Gefahr ist das mögliche **Abbrechen der Akupunkturnadel**, das in der Literatur beschrieben wird. Bei Verwendung von Qualitätsnadeln ist dies sicher ein sehr seltenes Ereignis.
- Schließlich ist eine wesentliche Komplikation das schulmedizinisch **nicht ausreichend abgeklärte Krankheitsbild**. Vor einer Akupunkturbehandlung steht die sorgfältige Abklärung eines Krankheitsbildes, um keine andere notwendige Therapiemaßnahme zu versäumen.

B 13: Praxistext

- In **B 13: Praxistext** wird besprochen, wie Sie **Komplikationen** im Rahmen der Akupunkturtherapie weitgehend **vermeiden** können.

B 13.1 Wie vermeiden Sie Komplikationen?

- Der **Kollapsgefahr** wird durch Anamnese und eine Akupunkturbehandlung im Liegen vorgebeugt. Zusätzlich wird der Patient beobachtet. Bei Kollapszeichen werden sämtliche Akupunkturnadeln entfernt und, soweit notwendig, die üblichen Maßnahmen (z. B. Beine hochlagern) eingeleitet.

- Vorab ausreichende schulmedizinische Abklärung verhindert, daß durch die Akupunktur eine **lebenswichtige andere Therapieform verzögert** wird oder gar nicht zum Einsatz kommt.

- Eine **Allergieanamnese** hilft Risikopatienten zu erkennen und entsprechend aufzuklären.

- Hygienisches Vorgehen, insbesondere Verwendung von Einmalnadeln sind zur **Infektionsprophylaxe** erforderlich. Resterilisierbare Nadeln sind zwar grundsätzlich möglich, bergen aber haftungsrechtliche Risiken (Hepatitis, HIV).

- Im Thoraxbereich ist die Einstichtiefe besonders vorsichtig zu wählen, um einen **Pneumothorax** sicher zu vermeiden.

- Verwenden sie nur Markennadeln, um das Risiko der **abbrechenden Nadel** möglichst auszuschließen!

C 13: Aktives Üben

▶ In **C 13: Aktives Üben** trainieren Sie wichtige Punkte der Schmerztherapie.

C 13.1 Nennen Sie fünf wichtige Punkte der **Schmerztherapie** und zeigen Sie ihre Lokalisation!

Lösungshinweis: ⟶ **B 3.5; B 5.2; B 5.6; B 6.4; B 7.2**

D 13: Wiederholung

▶ In **D 13: Wiederholung** rekapitulieren Sie die Akupunkturpunkte der Kopfschmerzbehandlung.

D 13.1 Nennen Sie die **Fernpunkte**, die wir bei der Besprechung der Kopfschmerztherapie kennengelernt haben!

D 13.2 Welche Punkte kommen bei **Stirnkopfschmerzen** zum Einsatz?

D 13.3 Welche Punkte kommen bei **Schläfenkopfschmerzen** zum Einsatz?

D 13.4 Welche Punkte kommen bei **Scheitelkopfschmerzen** zum Einsatz?

D 13.5 Welche Punkte kommen bei **Hinterhauptkopfschmerzen** zum Einsatz?

D 13.6 Welche Punkte kommen bei **Nackenkopfschmerzen** zum Einsatz?

14. Lektion

▶ In **A 14: Lehrtext** werden psychotrope Phänomene der Akupunktur besprochen.

A 14: Lehrtext

A 14.1 Welche Phänomene sprechen für eine **entspannende Wirkung** der Akupunktur?

Ein Teil der mit Akupunktur behandelten Patienten empfindet wenige Minuten nach dem Einstechen der Nadel eine ausgeprägte Entspannung. Der Patient hat das starke Bedürfnis einzuschlafen bzw. schläft ein.

A 14.2 Welche **psychotropen Wirkungen** werden mittels Akupunktur erreicht?

Neben allgemein entspannender Wirkung haben wir Punkte mit der Indikation Schlafstörungen, Angst, Nervosität kennengelernt.

A 14.3 Was sind die sogenannten **»Suchtprogramme«**?

Suchtprogramme sind Kombinationen von verschiedenen Akupunkturpunkten zur Behandlung von Adipositas, Nikotinsucht oder Alkoholmißbrauch. Die Empfehlungen variieren je nach Autor. Bei relativ bescheidenen Erfolgen anderer Behandlungsalternativen braucht sich die Akupunktur im Rahmen einer Kombinationstherapie nicht hinter anderen Therapieformen zu verstecken

▶ In **B 14: Praxistext** werden psychotrope Akupunkturpunkte besprochen.

B 14: Praxistext

B 14.1 Welche Punkte werden mit Erfolg bei **Schlafstörungen** angewandt?

▷ **Kreislauf – Sexualität 6, Niere 6** und **Blase 62** sind bewährte Punkte zur Therapie leichter Schlafstörungen. Bei Einschlafstörungen kann **Milz-Pankreas 6** helfen.

B 14.2 Welche Punkte sind bei **Nervosität** und **Angst** hilfreich?

▷ **Herz 3, Herz 7, Herz 9, Milz-Pankreas 4 und Milz-Pankreas 6** sind mögliche Akupunkturpunkte bei Nervosität und Angst.

B 14.3 Welchen Punkt setzt man gerne unterstützend ein, wenn **Beschwerden vornehmlich nachts** bestehen?

▷ Bestehen Beschwerden besonders nachts, ist an Punkt **Lunge 5** zu denken.

▶ In **C 14: Aktives Üben** trainieren Sie die wichtigen Punkte der Schulterregion, der Knieregion und der LWS-Region.

C 14: Aktives Üben

C 14.1 Benenne die lokalen Punkte zur **Schmerztherapie bei Schulterschmerzen** auf Abb. 14.1!

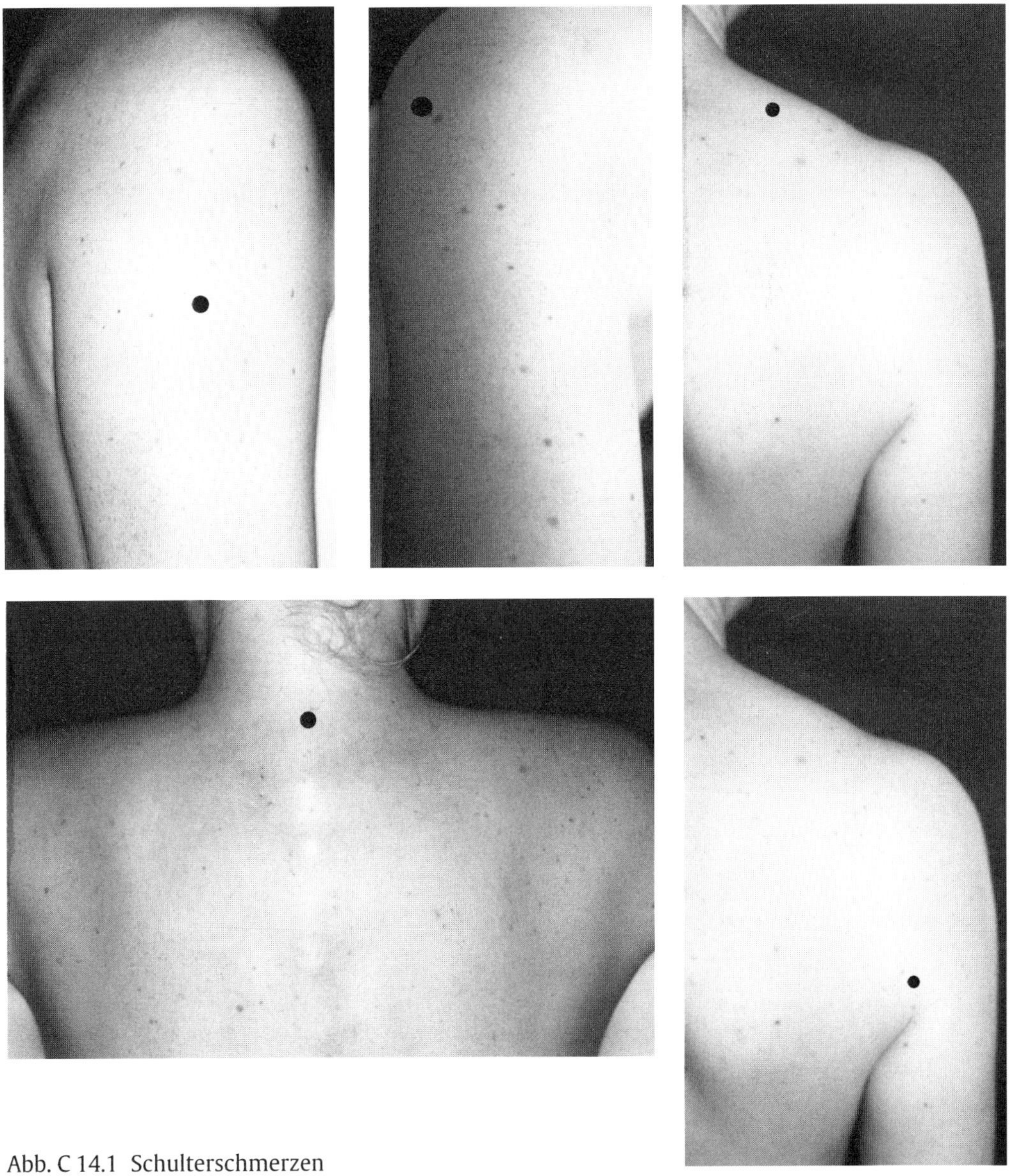

Abb. C 14.1 Schulterschmerzen

C 14.2 Benenne den lokalen Punkt zur **Schmerztherapie bei Schmerzen der Knieregion** auf Abb. 14.2!

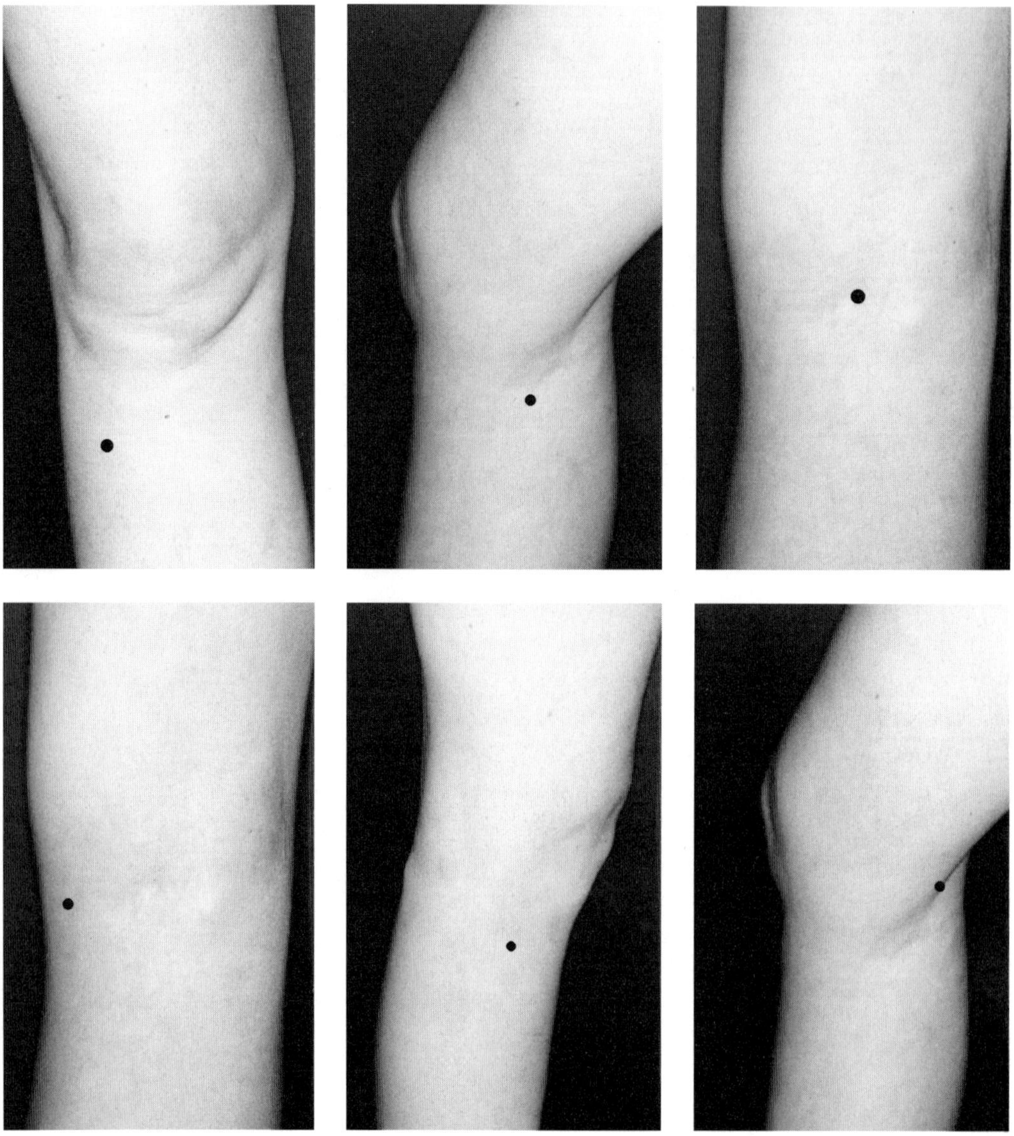

Abb. C 14.2 Knieschmerzen

C 14.3 Benenne den lokalen Punkt zur Schmerztherapie bei **Schmerzen der LWS-Region** auf Abb. 14.3!

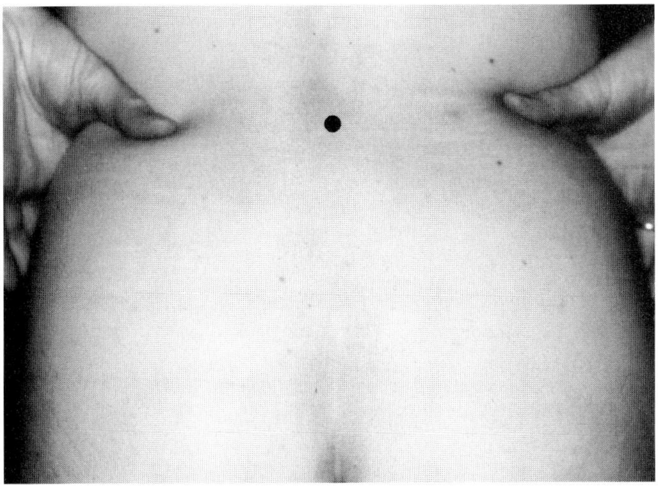

Abb. C 14.3 LWS-Schmerzen

▶ In **D 14: Wiederholung** rekapitulieren Sie die Vorsichtsmaßnahmen zum Vermeiden von Komplikationen.

D 14: Wiederholung

D 14.1 Welche Maßnahme treffen Sie, um einer **Kollapsgefahr** vorzubeugen?

D 14.2 Welche Maßnahme treffen Sie, um zu vermeiden, daß eine **lebenswichtige andere Therapieform** verzögert wird oder gar nicht zum Einsatz kommt?

D 14.3 Welche Maßnahme treffen Sie, um **Metallallergien** vor der Therapie weitgehend auszuschließen?

D 14.4 Welche Maßnahmen treffen Sie, um **Infektionen** vorzubeugen?

D 14: Wiederholung

D 14.5 Welche Maßnahmen treffen Sie, um **Verletzungen wie einen Pneumothorax** auszuschließen?

D 14.6 Welche Maßnahme treffen Sie, um ein **Abbrechen der Akupunkturnadel** weitgehend auszuschließen?

15. Lektion

▶ In **A 15: Lehrtext** werden wichtige Aspekte zur Dokumentation im Rahmen der Akupunkturbehandlung besprochen.

A 15: Lehrtext

A 15.1 Was ist bei der **Dokumentation** im Rahmen der Akupunktur zu beachten?

- Im Rahmen der Indikationstellung sollte eine Kurznotiz belegen, welche »schulmedizinischen« Maßnahmen zur Abklärung, Diagnosefindung und bisherigen Therapie angewandt wurden.
- Es sollte eine ärztliche Diagnose gestellt werden, die die Indikation zur Akupunktur begründet.
- Es sollte eine Notiz über das Fragen nach Kontraindikationen und über die erfolgte Aufklärung dokumentiert werden.
- Die genadelten Punkte sollten in Form der Kurzbezeichnung oder durch Einmalen in eine Schemazeichnung exakt festgehalten werden.
- Das verwandte Nadelmaterial (Länge, Durchmesser, Hersteller) und ggf. eine besondere Tiefe des Einstichs sollte, wenn möglich, erfaßt werden.

A 15.2 Warum sollte so genau dokumentiert werden?

Wer sich einer Akupunkturbehandlung unterzieht, hat oft bereits andere Behandlungsmethoden erfolglos hinter sich gebracht. Bleibt im Rahmen der Akupunktur der erhoffte Behandlungserfolg aus, so neigen manche Patienten dazu, neu aufgetretene Körperstörungen als Nebenwirkung oder Schaden der Akupunktur zu betrachten. In dieser Situation kann es für den ungerechtfertigt beschuldigten Arzt sehr hilfreich sein, präzise Aufzeichnungen vorlegen zu können.

B 15: Praxistext

▶ In **B 15: Praxistext** werden Möglichkeiten zum Vertiefen des Akupunkturwissens und Fragen zur Liquidation besprochen.

B 15.1 Welche wichtigen **Akupunkturgesellschaften** gibt es in Deutschland?

- **Deutsche Ärztegesellschaft für Akupunktur (DÄGFA)** ist eine pluralistische Organisation mit zahlreichen guten Referenten und einem breiten Weiterbildungsangebot. Es wird eine umfassende Grundausbildung mit Abschlußprüfung angeboten.
  Adresse: DÄGfA, Würmtalstr. 54, 81375 München
- **Deutsche Akademie für Akupunktur und Aurikulomedizin (DAA/AM)** ist eine auf die Person des 1. Vorsitzenden ausgerichtete Organisation, die einen Schwerpunkt im Bereich der Ohrakupunktur hat. Der 1. Vorsitzende Dr. Frank Bahr versteht es immer wieder, die Kollegen mit seinen Vorträgen zu beeindrucken und mitzureißen. Durch seine Persönlichkeit, gepaart mit einem guten Marketing ist die DAA/AM zum mitgliederstärksten Akupunkturverein außerhalb Chinas aufgestiegen. Die Grundausbildung ist solide und endet mit einer Abschlußprüfung für Körperakupunktur und Ohrakupunktur.
  Adresse: DAA/AM, Feinhalsstr. 8, 81247 München

B 15.2 Welche **Liquidationsmöglichkeiten** der Akupunktur gibt es?

Die Akupunkturbehandlung wird nach **Ziffer 269 bzw. 269a GOÄ** liquidiert. Die Vergütung ist im Rahmen einer Mischkalkulation, soweit mehrere Sitzungen erforderlich sind, angemessen. Für eine Erstbehandlung ist dieser Betrag allein nicht ausreichend, da die Anamnese und Aufklärung bei sorgfältiger Durchführung sehr umfangreich sind.
Soweit eine Abrechnung über die Krankenkassen gewünscht wird, empfiehlt es sich, daß der Patient mit einem Kostenvoranschlag ausgestattet, sich bei seiner Krankenkasse auf Kulanzbasis eine Kostenzusage einholt. Häufig werden von den Krankenkassen zwischen 30 und 50 DM pro Sitzung, in der Regel bis zu zehn Mal im Jahr, für ansonsten therapierefraktäre Schmerzpatienten genehmigt.

B 15.3 Welche Akupunkturbücher sind zur weiteren Vertiefung in die Materie empfehlenswert?

B 15: Praxistext

Auerswald – König: *Ist Akupunktur Naturwissenschaft? Teil A und B*, Verlag Wilhelm Maudrich, Wien 1982
Stand der Forschung in China bis ca. 1982 mit zahlreichen Berichten über Physiologie, Neurophysiologie, Neurochemie und Morphologie der Akupunktur

Focks, Claudia: *Atlas Akupunktur,* Gustav Fischer, Ulm 1998
Über 100 häufig verwendete Akupunkturpunkte werden anschaulich in Wort und Bild dargestellt.

Kampik, Georg: *Propädeutik der Akupunktur*, 3. A. Hippokrates, Stuttgart 1997
Ausgezeichnetes Buch, um sich auf eine Körperakupunkturprüfung vorzubereiten

Kitzinger, Erich: *Der Akupunktur-Punkt*, Verlag Wilhelm Maudrich, Wien 1989
Exzellentes, topographisch gegliedertes Akupunkturbuch

König-Wancura: *Praxis und Theorie der Neuen Chinesischen Akupunktur, Band 1 u. 2*, Verlag Wilhelm Maudrich, Wien 1989
Didaktisch klare, umfassende Darstellung der chinesischen Akupunkturlehre

Stux et al.: *Grundlagen der Akupunktur*. Springer-Verlag, Berlin 1985
Gute Einführung in die Akupunkturpraxis unter Berücksichtigung der chinesischen Akupunkturlehre

Wertsch, Schrecke, Küstner: *Akupunkturatlas*. WBV Biologisch-Medizinische Verlagsgesellschaft, Schorndorf, 1989
Anatomisch exakte Darstellung der Akupunkturpunkte im Rahmen der Meridiansysteme

▶ In **C 15: Aktives Üben** trainieren Sie die Lokalisation aller kennengelernten Punkte.

C 15: Aktives Üben

C 15.1 Nehmen Sie die Übersicht über die besprochenen Akupunkturpunkte zur Hand. Zeigen Sie die Lokalisationen aller Punkte am Körper oder an unbeschrifteten Abbildungen!

C 15.2 Wiederholen Sie die Übung C 15.1 täglich, bis Sie sie fehlerfrei beherrschen!

▶ In **D 15: Wiederholung** rekapitulieren Sie die Indikationen der kennengelernten Akupunkturpunkte.

D 15: Wiederholung

D 15.1 Nehmen Sie die Übersicht über die besprochenen Akupunkturpunkte zur Hand. Decken Sie die Spalten Schulter, Knie, LWS-Region und Kopfschmerzen ab und ordnen Sie dann auswendig den einzelnen Namen der Punkte die Indikation zu. Kontrollieren Sie sich durch zeilenweises Aufdecken der Lösungen!

Anhang

Index

Übersicht über die besprochenen Akupukturpunkte

Lektion	**Name des Punktes**	Besonderheit	Schulter	Knie	LWS-Region	Kopfschmerz
B 3	Lunge 5 (Lu 5)	Nächtliche Beschwerden				
	Lunge 7 (Lu 7)	Kardinalpunkt	Fernpunkt			
	Lunge 9 (Lu 9)	Meisterpunkt Gefäßkrankheiten	Fernpunkt			
	Lunge 11 (Lu 11)	Meisterpunkt Halserkrankungen; Nadeldurchmesser: 0,16 mm				Fernpunkt
	Dickdarm 4 (Di 4)	Allgemeiner Schmerzpunkt	Fernpunkt			Fernpunkt
	Dickdarm 11 (Di 11)		Fernpunkt			Fernpunkt
	Dickdarm 14 (Di 14)		Lokaler Punkt			
	Dickdarm 15 (Di 15)		Lokaler Punkt			
B 4	Magen 17 (M 17)	Nicht Stechen				
	Magen 36 (M 36)	Schlaflosigkeit, Intestinale Symptome		Lokaler Punkt		Fernpunkt
	Magen 44 (M 44)	Allgemeiner Schmerzpunkt		Fernpunkt		Fernpunkt
	Milz-Pankreas 4 (MP 4)	Kardinalpunkt, Nervosität				
	Milz-Pankreas 6 (MP 6)	Einschlafstörungen				
	Milz-Pankreas 9 (MP 9)			Lokaler Punkt		
B 5	M 36 (siehe B 4)					
	M 44 (siehe B 4)					
	MP 9 (siehe B 4)					
	Niere 10 (siehe B 7)					
	Gallenblase 34 (siehe B 10)					
	Gallenblase 41 (siehe B 10)					
	Leber 8 (siehe B 10)					
B 6	Herz 3 (H 3)	Überforderungssyndrom				Fernpunkt
	Herz 7 (H 7)	Nervosität, Lampenfieber				
	Herz 9 (H 9)	Vertigo, Hypersekretion der Bronchien Nadeldurchmesser: 0,16 mm				
	Dünndarm (Dü 3)	Meisterpunkt Spasmolyse, Kardinalpunkt	Fernpunkt			

Lektion	**Name des Punktes**	Besonderheit	Schulter	Knie	LWS-Region	Kopfschmerz
	Dünndarm (Dü 9)		Lokaler Punkt			
B 7	Blase 40 (Bl 40)			Lokaler Punkt	Fernpunkt	
	Blase 60 (Bl 60)	Cave: nicht in der Schwangerschaft	Fernpunkt		Fernpunkt	Fernpunkt
	Blase 62 (Bl 62)	Schlafstörung, Regelabhäng. Beschw., Kardinalpunkt			Fernpunkt	Fernpunkt
	Niere 6 (Ni 6)	Regelabhängige Beschw. ; Schlafstörung, Kardinalpunkt				
	Niere 10 (Ni 10)			Lokaler Punkt		
B 8	Bl 60 (siehe B 7)					
	Bl 62 (siehe B 7)					
	Gallenblase 41 (siehe B 10)					
	Lenkergefäß 3 (siehe B 11)					
B 9	Kreislauf Sexualität 3 (KS 3)	Unruhe				Fernpunkt
	Kreislauf Sexualität 6 (KS 6)	Schlafstörung, Abdominalbeschwerden, Kardinalpunkt				
	3 Erwärmer 5 (3 E 5)	Meisterpunkt Rheuma, Kardinalpunkt				Fernpunkt
	3 Erwärmer 15 (3 E 15)	Wetterfühligkeit	Lokaler Punkt			
B10	Gallenblase 34 (Gb 34)	Meisterpunkt Sehnen und Muskeln		Lokaler Punkt		
	Gallenblase 41 Gb 41)	Kopfschmerz Mastoidgegend, Meisterpunkt Gelenke, Kardinalpunkt	Fernpunkt	Fernpunkt	Fernpunkt	Fernpunkt
	Leber 8 (Le 8)	Wandernde Schmerzen		Lokaler Punkt		
B11	Lenkergefäß 3 (LG 3)				Lokaler Punkt	
	Lenkergefäß 14 (LG 14)	Occipitaler Kopfschmerz; Asthma	Lokaler Punkt			Fernpunkt
	Konzeptionsgefäß 3 (KG 3)	Unterbauchschmerzen				

Danksagung:

Stellvertretend für die Kollegen, die Anregungen, unterstützende Ratschläge und positives Feedback gaben möchte ich Frau Dr. med. Dr. phil. Daniela Klein, Hamm sowie meinem Bruder Dr. med. Michael Reinecke, Dover herzlich danken.
M+K+J+E+C+A haben ausdauernd und hilfsbereit alle Fototermine ertragen und viel von meiner Zeit, die eigentlich ihnen zugestanden hätte, für dieses Buch zur Verfügung gestellt.
Dem Sonntag-Verlag insbesondere Herrn Lückenhaus und Herrn Kirsten danke ich für die geduldige Verlagsarbeit an diesem besonderen Projekt.

Anläßlich seines 75. Geburtstags widme ich dieses Buch meinem Vater Herrn Rudolf Reinecke in Liebe und Dankbarkeit. Von ihm habe ich gelernt, daß man eine unkonventionelle gute Idee ausdauernd, konsequent und unter Inkaufnahme von Kritik bis zur Realisierung verfolgen muß.

49,90/ 5 /00

Siegfried Reinecke

Akupunktur-Schnellkurs für Einsteiger

W0197567